Liat Gafni Lachter

Melhor juntos: Promoção dos cuidados centrados na família

Liat Gafni Lachter

Melhor juntos: Promoção dos cuidados centrados na família

Capacitar os profissionais para fornecerem as melhores práticas em cuidados centrados na família

ScienciaScripts

Imprint
Any brand names and product names mentioned in this book are subject to trademark, brand or patent protection and are trademarks or registered trademarks of their respective holders. The use of brand names, product names, common names, trade names, product descriptions etc. even without a particular marking in this work is in no way to be construed to mean that such names may be regarded as unrestricted in respect of trademark and brand protection legislation and could thus be used by anyone.

Cover image: www.ingimage.com

This book is a translation from the original published under ISBN 978-3-659-85554-2.

Publisher:
Sciencia Scripts
is a trademark of
Dodo Books Indian Ocean Ltd. and OmniScriptum S.R.L publishing group

120 High Road, East Finchley, London, N2 9ED, United Kingdom
Str. Armeneasca 28/1, office 1, Chisinau MD-2012, Republic of Moldova, Europe
Managing Directors: Ieva Konstantinova, Victoria Ursu
info@omniscriptum.com

Printed at: see last page
ISBN: 978-620-8-39469-1

Índice:

Dedicação

Quero dedicar este projeto de doutoramento a todas as famílias, e especialmente à minha. As relações, as ocupações e os contextos que partilhamos na família em que nasci, escolhi e dei à luz, moldaram quem sou e quem aspiro a tornar-me. A nossa família inspirou a minha curiosidade pelas famílias e a vocação para promover a saúde, o que deu origem a este projeto. Espero que este projeto promova a saúde e a felicidade de muitas famílias e dos profissionais que com elas trabalham.

Agradecimentos

Agradeço profundamente à Dr.ª Ellen Cohn, a minha mentora académica, que me acarinhou e guiou durante a redação deste projeto. A sua sabedoria, paciência e pensamento reflexivo ensinaram-me lições que vão muito para além deste projeto.

Agradeço à Dra. Karen Jacobs, por ser uma fonte de inspiração, energia e liderança e, sobretudo, por me mostrar que o céu é o limite.

Agradeço à Dra. Gillian King, pela investigação e publicações seminais e pela orientação generosa que constituíram a base para a minha compreensão dos cuidados centrados na família e da forma como podem ser realizados.

Agradeço à Dr.ª Judith Ruland, por me ter encorajado a fazer um Doutoramento em Terapia Ocupacional na Universidade de Boston e pela sua orientação como educadora e líder. Permitiu-me transformar sonhos em realidade.

Muito obrigada às professoras da Universidade de Boston, Dra. Wendy Coster, Dra. Linda Niemeyer e Dra. Karen Jacobs, pelas aulas excepcionais que me abriram os olhos e foram experiências estimulantes que mudaram a minha perspetiva sobre a ciência, a terapia ocupacional e o meu papel nestas áreas.

Um agradecimento especial a Karen Duddy, a minha mentora e irmã de alma, pelas inúmeras conversas significativas que me proporcionaram lições preciosas, feedback e apoio.

Obrigado ao meu pai, Jesse Lachter, por ter lido o meu trabalho do princípio ao fim para o compreender e apreciar plenamente. Vê e permite a perfeição.

E, finalmente, um agradecimento muito especial a Noga e Jesse Lachter, os meus pais, Oren e Ethan, os meus filhos, e sobretudo a Yochai, o meu marido e melhor amigo, pelo vosso apoio constante e amor incondicional. Vós, minha família, sois a minha fonte de força.

MELHOR EM CONJUNTO:
PROMOÇÃO DE CUIDADOS CENTRADOS NA FAMÍLIA

RESUMO

Os cuidados centrados na família (CCF) são recomendados como "melhores práticas" numa variedade de contextos de serviços pediátricos, uma vez que produzem melhores resultados de saúde e bem-estar para os utentes e maior satisfação profissional para os profissionais e administradores (American Academy of Pediatrics, 2012). No entanto, os prestadores de cuidados de saúde de várias áreas relatam desafios na tradução dos conceitos da CCF para a sua prática (Bamm & Rosenbaum, 2008; Graham, Rodger, & Ziviani, 2008; Lawlor & Mattingly, 1998; MacKean, Thurston, & Scott, 2005). Por conseguinte, o objetivo deste projeto de doutoramento foi compreender as barreiras à implementação do CCF e propor formas de apoiar os profissionais a adoptarem o CCF na sua prática. A solução resultante é o *Better Together*, um curso de desenvolvimento profissional em linha concebido para capacitar os prestadores de cuidados de saúde a tornarem-se embaixadores do CCF e a aplicarem eficazmente as práticas do CCF nas suas interações diárias com os clientes e as suas famílias. O conteúdo e a estrutura do curso *Better Together* baseiam-se nos resultados de uma análise da literatura específica para identificar as competências e os conhecimentos essenciais para uma prática eficaz da FCC, bem como as melhores práticas para o ensino do desenvolvimento profissional. São descritos os métodos de implementação, financiamento e divulgação do curso, bem como um plano de investigação para a avaliação do programa.

Capítulo 1

Introdução

Antecedentes

A prática centrada na família (PCF) é reconhecida como a melhor prática nos cuidados de saúde da criança e da família numa série de profissões, incluindo a terapia ocupacional (Graham, Rodger, & Ziviani, 2008). A FCC refere-se à forma como os profissionais de saúde interagem, prestam serviços e envolvem os clientes e as suas famílias nos seus cuidados (Dunst & Trivette, 2009). Uma abordagem centrada na família é caracterizada por práticas do prestador que transmitem dignidade e respeito às famílias, em que a informação é trocada de modo a que possam ser tomadas decisões informadas, em que há capacidade de resposta às prioridades e escolhas das famílias e em que as parcerias colaborativas entre a família e o prestador são fundamentais para os encontros e resultados dos cuidados de saúde (American Academy ofPediatrics, 2012). Os elementos-chave da prática centrada na família incluem uma ênfase nos pontos fortes da criança e da família em vez de nos défices, facilitando a escolha e o controlo da família e criando um ambiente terapêutico que optimiza o desenvolvimento de uma relação de colaboração entre a família e o prestador de cuidados de saúde (American Academy ofPediatrics, 2012).

Verificou-se que as abordagens centradas na família conduzem a melhores resultados de intervenção para as crianças e suas famílias, prestadores de serviços e organizações (American Academy of Pediatrics, 2012). Investigadores de todos os sectores de serviços médicos e de intervenção precoce realizaram revisões da literatura e meta-análises para examinar até que ponto as práticas de FCC estão relacionadas com os resultados das crianças e das famílias. Estas revisões e análises fornecem provas sólidas que demonstram que as práticas de FCC têm efeitos positivos nos domínios da criança e da família, incluindo a utilização eficiente dos serviços, a satisfação da família com os serviços, o aumento do bem-estar da família, as práticas parentais positivas, a redução da carga familiar e do stress financeiro e a melhoria dos resultados em termos de saúde ou de desenvolvimento das crianças (Bailey, Nelson, Hebbeler, & Spiker, 2007; Gooding et al, 2011; Teplicky, King, Rosenbaum, King, 2004; Kuhlthau et al., 2011; Kuo, Mac Bird, & Tilford, 2011; McBroom & Enriquez, 2009; Piotrowski, Talavera, & Mayer, 2009; Raspa et al., 2010).

As práticas de FCC também produzem resultados favoráveis para os prestadores de serviços: os prestadores de serviços que se envolveram e colaboraram com as famílias sentiram que isso era valioso para o seu trabalho (Heller & McKlindon, 1995), criaram mudanças positivas nas suas percepções das pessoas com deficiência (Widrick et al., 1991) e, em geral, levaram a um melhor desempenho no trabalho, menor rotatividade de pessoal e uma diminuição dos custos para as organizações (Hemmelgarn, Glisson, & Dukes, 2001). Os opositores da FCC afirmam que esta abordagem requer um maior investimento de tempo com cada paciente. No entanto, há evidências que sugerem que o FCC é custo-eficaz. O CCF melhora a utilização eficiente dos recursos de cuidados de saúde, como os serviços domiciliários ou comunitários, e a utilização efectiva dos cuidados preventivos, o que reduziu as hospitalizações desnecessárias e dispendiosas e as idas às urgências (Forsythe, 1997; Kuo et al., 2011; Solberg, 1996; Vander Stoep, Williams, Jones, Green, & Trupin, 1999). Além disso, uma melhor comunicação e relações associadas ao CCF têm potencial para diminuir o número e a gravidade das acções judiciais e as despesas associadas (Beckman, Markakis, Suchman, & Frankel, 1994; Levinson, Roter, Mullooly, Dull, & Frankel, 1997). Por último, verificou-se que as práticas de FCC aumentam a segurança dos doentes, reduzem o risco de erros médicos e melhoram os processos de gestão do risco (Johnson, Ford, & Abraham, 2010).

Problema identificado

Apesar da evidência acumulada sobre os resultados favoráveis do CCF, os desafios na implementação do CCF são descritos numa multiplicidade de contextos clínicos e disciplinas profissionais, e dificultam a capacidade dos prestadores de traduzir os conceitos do CCF para a prática (Bamm & Rosenbaum, 2008; Hanna & Rodger, 2002; G. King & Chiarello, 2014; Lawlor & Mattingly, 1998). Por conseguinte, o objetivo deste projeto é compreender as barreiras à implementação do CCF e desenvolver um programa para melhorar a competência dos prestadores de cuidados de saúde na integração dos comportamentos do CCF na sua prática diária.

A capacidade de implementar o CCF é o resultado de um processo de colaboração entre uma família, os prestadores de cuidados e a organização em que operam. Nas secções seguintes, para melhor compreender os diferentes desafios que conduziram ao problema identificado, serão descritas as caraterísticas de todos os membros da equipa de cuidados centrados na família.

Família. Uma família pode ser descrita como um sistema dinâmico com uma forte interdependência entre os seus membros (Jaffe, Humphry, & Case-Smith, 2010). Exemplos de factores internos podem incluir os papéis parentais, as prioridades e capacidades dos pais e da criança, o estilo parental, as percepções da deficiência da criança e o seu nível de participação, e o envolvimento desejado pelos pais no processo de intervenção (Hanna & Rodger, 2002). Os factores contextuais que afectam uma família podem incluir a disponibilidade de recursos de apoio, redes sociais, políticas de saúde e cultura (Jaffe, Humphry, & Case-Smith, 2010; Lawlor & Mattingly, 2013). Os provedores que se esforçam para envolver as famílias em um relacionamento colaborativo centrado na família devem considerar os fatores contextuais acima, e os fatores que fazem de cada família uma entidade especial, distinta e mutável. A atenção a estes factores é fundamental para a capacidade de adequar os cuidados às necessidades específicas de cada família.

Investigadores em terapia ocupacional e ciência ocupacional descrevem os resultados de estudos fenomenológicos da vida familiar e as noções dos pais sobre as necessidades dos seus filhos (Cohn, Kramer, Schub, & May-Benson, 2014; Lawlor & Mattingly, 2013). Estes autores destacam as complexidades da ocupação parental e recomendam que os clínicos se esforcem por compreender as experiências subjectivas dos seus clientes. Cohn et al. (2014) explicam ainda que os pais desenvolvem modelos explicativos que incluem uma concetualização da causa dos desafios dos seus filhos e do impacto da vida quotidiana. Os autores demonstram a importância de compreender os modelos explicativos dos pais, a fim de personalizar o processo de avaliação e intervenção de acordo com as preocupações, esperanças, necessidades e resultados desejados de uma família.

Prestadores de cuidados. Lawler e Mattingly (2013) explicam que a compreensão que os profissionais têm da experiência e das percepções de uma família em relação a uma doença ou deficiência molda os encontros de cuidados de saúde. Cada prestador de cuidados tem uma noção inata *da família*, baseada na sua própria experiência de vida e nos seus valores. No entanto, praticar a partir da perspetiva que o profissional tem da família irá inevitavelmente criar barreiras na comunicação, limitando a aplicação de intervenções eficazes (Cohn et al., 2009). Embora os terapeutas ocupacionais estejam bem familiarizados com os modelos de prática centrados no cliente, a mudança para a prática centrada na família não pode ser simplesmente adicionada aos modelos anteriores. Para se tornar tanto centrada no cliente como na família, toda a estrutura concetual de um prestador de serviços tem de ser reorganizada (Bamm & Rosenbaum, 2008; Lawlor & Mattingly, 1998). Os princípios da prática centrada na família derivam da teoria dos sistemas familiares, da teoria eco-cultural e dos modelos transaccionais do desenvolvimento da criança que, em conjunto, conduzem ao pressuposto de que o desenvolvimento das crianças é melhor quando as necessidades de toda a família são atendidas (Graham etal., 2008).

Os princípios fundamentais de uma abordagem centrada na família incluem o envolvimento das famílias nos cuidados aos seus filhos, centrando-se nos pontos fortes da família, respeitando a diversidade e os valores da família, incentivando a tomada de decisões e a capacitação da família, comunicando com as famílias de forma aberta e colaborativa, adoptando uma abordagem flexível à prestação de serviços e reconhecendo o valor dos sistemas de apoio informais (Bailey, Raspa, Sam, & Humphreys, 2011). Os prestadores de serviços têm de ser capazes de alargar os processos de avaliação e intervenção para compreender plenamente a vida e a cultura de uma família e, em seguida, implementar modelos de prática que envolvam os membros da família de forma colaborativa, em oposição aos modelos de serviço orientados por especialistas (Lawlor & Mattingly, 1998).

Os prestadores de serviços de várias disciplinas relatam que não se sentem suficientemente confiantes ou competentes para se envolverem em cuidados centrados na família (Johnson, 2000; Litchfield & MacDougall, 2002), e que o conhecimento necessário para estabelecer uma relação de colaboração eficaz não faz parte da sua educação formal de nível de entrada (Davidson, 2011; Graham et al., 2008). A recolha de informações sobre uma família e a conceção de intervenções que abordem toda a família podem ser esmagadoras no contexto de sessões de intervenção limitadas no tempo. Para além disso, muitos prestadores de serviços e famílias expressam que não têm a certeza do que é a verdadeira colaboração e, portanto, como "fazê-la acontecer" (Bamm & Rosenbaum, 2008).

Colaboração entre pais e prestadores de cuidados. Tanto os prestadores de cuidados como as famílias esforçam-se por estabelecer reciprocidade e colaboração no cuidado da criança. Bamm e Rosenbaum (2008) integraram os resultados de vários estudos qualitativos e quantitativos e identificaram que as famílias e os prestadores de cuidados de saúde realçaram mutuamente a importância da educação e do aconselhamento, da prestação de informações, da defesa e da coordenação dos serviços. As famílias valorizaram a definição de objectivos comuns e a parceria, a disponibilidade e a acessibilidade dos prestadores de serviços. Curiosamente, os pais classificaram as caraterísticas humanas, como a bondade, a preocupação, a compaixão e a acessibilidade, como mais importantes do que a competência técnica (Briar-Lawson & Lawson, 2010; MacKean, Thurston, & Scott, 2005). Uma lacuna importante identificada entre os pontos de vista dos prestadores de cuidados de saúde e das famílias foi o facto de os prestadores de cuidados de saúde tenderem a ver a prática colaborativa como a atribuição de mais responsabilidades aos pais na implementação do tratamento e como a defesa dos clientes em contextos interprofissionais (MacKean et al. 2005).

Outra possível barreira aos cuidados centrados na família é o impacto das diferenças culturais e demográficas entre as famílias e os prestadores de cuidados. Coker, Rodriguez e Flores (2010) apresentaram conclusões alarmantes de que as famílias de latinos e afro-americanos decentes tinham probabilidades significativamente mais baixas de receber cuidados centrados na família do que as famílias com crianças brancas. Além disso, os pais de crianças em agregados familiares cuja língua principal não era o inglês tinham menos probabilidades de receber cuidados centrados na família do que as famílias em agregados familiares cuja língua principal era o inglês. Estas disparidades persistiram após ajustamento para a saúde da criança, factores socioeconómicos e acesso a serviços.

No seu artigo de reflexão, Blanche (1996) demonstrou que os terapeutas ocupacionais podem realmente acreditar que têm uma mente aberta e que avaliam os impactos culturais na vida e nas acções dos clientes, mas podem não estar conscientes das presunções que se baseiam no seu próprio contexto cultural. Assim, as diferenças demográficas e culturais entre os prestadores de cuidados e as famílias que procuram cuidados para os seus filhos podem levar a barreiras na comunicação e na confiança e, consequentemente, diminuir a prestação de cuidados de elevada qualidade centrados na família.

Percepções organizacionais e administrativas. A implementação de modelos centrados na família requer mudanças nas políticas de cuidados de saúde, nos programas, na conceção das instalações, nas práticas quotidianas dos prestadores individuais e na formação profissional. As organizações podem estar relutantes em mudar devido à evidência inconclusiva dos benefícios dos cuidados centrados na família em comparação com uma abordagem biomédica (Johnson, 2000). Os sistemas de cuidados de saúde contemporâneos valorizam e recompensam as intervenções terapêuticas qualificadas que abordam diretamente as necessidades físicas específicas da criança, em vez das suas necessidades sociais e culturais difusas ou das preocupações e valores dos principais prestadores de cuidados da criança (Lawlor & Mattingly, 1998). As organizações consideram frequentemente que os cuidados centrados no cliente e na família requerem mais tempo e recursos e, por conseguinte, são mais dispendiosos do que os modelos tradicionais. Por exemplo, a colaboração exige que os prestadores de cuidados passem muito tempo a negociar decisões com os membros da família, o que pode diminuir o tempo gasto no tratamento "prático" da criança (Lawlor & Mattingly, 1998). Embora a FCC exija um investimento inicial para a formação do pessoal e o desenvolvimento de novas estratégias, eventualmente os benefícios superam as despesas; sugerindo que a prática centrada na família pode ser rentável quando vista ao longo do tempo (American

Academy ofPediatrics, 2012).

Em resumo, os desafios na implementação do CCF são múltiplos e complexos. Por conseguinte, será utilizada uma perspetiva sistémica para analisar as barreiras aos cuidados centrados na família. As caraterísticas distintivas e as interações entre as famílias, os prestadores, a organização em que interagem, as percepções sociais prevalecentes e os eventos e transições influentes serão analisados para desenvolver um modelo explicativo dos factores que contribuem para as barreiras aos cuidados centrados na família.

Domínio da Terapia Ocupacional

A importância dos cuidados centrados na família e o valor da colaboração com as famílias têm sido consistentemente documentados como uma componente essencial do processo de TO em vários documentos oficiais da Associação Americana de Terapia Ocupacional (AOTA). Os *Standards ofPractice da AOTA* (DeLany et al., 2010) referem especificamente que "um profissional de terapia ocupacional respeita o contexto sociocultural do cliente e presta serviços de terapia ocupacional centrados no cliente e na família" (standard 1.10), através da colaboração com os clientes nos processos de avaliação e de intervenção (Normas II.3. e III.3).

Nas diretrizes da AOTA *sobre Serviços de Terapia Ocupacional na Primeira Infância e em Contextos Escolares* (2011), o papel dos terapeutas ocupacionais é definido como "trabalhar com pais e cuidadores para facilitar a capacidade das crianças e jovens de participarem nas ocupações diárias" (p.S46). A *AOTA StatementonFamily Caregiving* (2007) também destaca as funções e competências dos terapeutas ocupacionais no apoio aos membros da família na sua atividade de prestação de cuidados. A declaração sobre a prestação de cuidados à família reflecte uma concetualização alargada do cliente, com enfoque na colaboração com a família para promover a saúde de todos os membros.

Este projeto de doutoramento é congruente com o *Occupational TherapyPractice Framework, 3nd edition* (AOTA, 2014), que afirma: "o processo de intervenção consiste nos serviços qualificados prestados pelos profissionais de terapia ocupacional em colaboração com os clientes para facilitar o envolvimento na ocupação relacionada com a saúde, bem-estar e participação." (p.S14). Os prestadores de serviços centrados na família colaboram com os clientes, famílias e membros da equipa como parte da sua prática diária. O objetivo final da FCC é totalmente consistente com o objetivo da terapia ocupacional: "alcançar a saúde, o bem-estar e a participação na vida através do envolvimento na ocupação" (p. S18).

É importante reconhecer que os documentos oficiais da terapia ocupacional foram influenciados pela legislação dos EUA. O estatuto federal da Lei de Melhoria da Educação dos Indivíduos com Deficiência (IDEA; 2004) inclui a terapia ocupacional como um serviço para crianças dos 0 aos 21 anos. A IDEA exige que os resultados e serviços para a criança e a família sejam desenvolvidos em colaboração com os cuidadores da criança e outros membros da equipa. O paciente

Protection and Affordable Care Act (2010), que delineia a ideia dePatient-Centered Medical Homes, destaca a importância de uma colaboração centrada no paciente e na família como fundamental para um atendimento de qualidade para as crianças e suas famílias (U.S. Department ofHealth and Human Services, Health Resources and Service Administration, n.d. ; HERSA, MCHB, 2007). Os princípios colaborativos e interprofissionais da FCC estão alinhados com esta política.

Embora este projeto tenha evoluído a partir de uma perspetiva de terapia ocupacional, é hoje amplamente reconhecido que, a fim de fornecer as melhores práticas e cuidados de saúde de alta qualidade, e especificamente FCC, é essencial que os serviços sejam interprofissionais (American Academy ofPediatrics, 2012; King & Chiarello, 2014). A AOTA tem vindo a promover o desenvolvimento da Educação e Colaboração Interprofissional (IPEC), como é evidente nos *Padrões do Accreditation Councilfor Occupational Therapy Education (ACOTE®) de 2011* (2012). Especificamente. O Standard B.5.21 exige que, em todos os níveis de preparação em terapia ocupacional (associado, mestrado ou doutoramento), os licenciados sejam capazes de "comunicar eficazmente para trabalhar interprofissionalmente com aqueles que prestam serviços a indivíduos, organizações e/ou populações, a fim de clarificar a responsabilidade de cada membro na execução de um plano de intervenção" (p. S48).

Impacto do projeto

O U.S. Department ofHealth and Human Services, Health Resources and Services Administration (HRSA), Maternal and Child Health Bureau (MCHB), define crianças com necessidades especiais de cuidados de saúde (CSHCN) (2007) como: "... aquelas que têm ou estão em risco acrescido de ter uma doença crónica física, de desenvolvimento, comportamental ou emocional e que também requerem serviços de saúde e afins de um tipo ou quantidade superior aos requeridos pelas crianças em geral" (p.10). A estimativa da prevalência de CSHCN na população é de 13,9% dos indivíduos e 21,8% dos agregados familiares nos EUA (HERSA, MCHB, 2007), sendo responsável por 42,1% dos custos totais dos cuidados médicos a nível nacional (Newacheck & Kim, 2005). Para atender às necessidades dessas crianças, serão necessários profissionais interprofissionais competentes e habilitados a prestar o FCC.

Descrição geral do projeto: Melhor Juntos

O objetivo deste projeto é desenvolver um curso de desenvolvimento profissional para preparar os prestadores de cuidados e os administradores para implementarem cuidados centrados na família no seu trabalho diário e serem competentes para assumirem papéis de liderança na promoção das políticas e procedimentos da FCC no local de trabalho. O curso, Better Together, foi concebido de acordo com as melhores práticas da FCC e de desenvolvimento profissional para o aluno adulto. Better Together é um curso on-line de 8 semanas que combina aprendizagem autónoma, investigação reflexiva individual, trabalho de grupo interativo e dinâmico, implementação da aprendizagem na prática diária e um programa de orientação contínua para facilitar a integração dos conceitos aprendidos na prática dos formandos. Os conceitos que serão abordados no curso incluem as caraterísticas essenciais do CCF, o reforço da escuta e da sensibilidade cultural, o trabalho colaborativo com as famílias e a equipa interprofissional, a compreensão das políticas e dos procedimentos que influenciam a prestação de CCF e a promoção do CCF e da qualidade dos cuidados. A estrutura do curso é flexível e pode ser adaptada às necessidades e objectivos pessoais do formando.

Uma extensa revisão da literatura sobre cuidados centrados na família é apresentada no capítulo 2 deste projeto e fornece a base para o conteúdo do curso. Uma descrição pormenorizada dos objectivos do curso, os meios para os atingir e exemplos de planos de aula são apresentados em Capítulo 3. O plano de avaliação do curso, incluindo uma avaliação global do programa e um estudo de conceção de um único sujeito para estabelecer a mudança na prática da FCC, é descrito no Capítulo 4. Os planos de financiamento e divulgação são descritos nos Capítulos 5 e 6; as conclusões são apresentadas no Capítulo 7.

Resumo

Os cuidados centrados na família são uma importante filosofia de cuidados de saúde que está bem alinhada com as actuais estruturas e valores da prática da terapia ocupacional e com as políticas de cuidados de saúde centradas na melhoria da qualidade dos cuidados para as crianças e famílias. Embora os cuidados centrados na família sejam considerados uma boa prática, existem múltiplas barreiras à implementação de práticas centradas na família. Assim, o objetivo deste projeto de doutoramento é compreender estas barreiras e desenvolver uma solução para mitigar os desafios e facilitar a integração efectiva dos cuidados centrados na família na prática diária com as crianças e as suas famílias.

Capítulo 2

Base teórica e de evidências para apoiar o projeto proposto Descrição geral do problema

Os cuidados centrados na família (CCF) são recomendados como "melhores práticas" numa variedade de contextos de serviços pediátricos. No entanto, os profissionais de várias áreas de saúde relatam uma luta contínua com a implementação dos conceitos de CCF na sua prática (Bamm & Rosenbaum, 2008; Graham, Rodger, & Ziviani, 2008; Lawlor & Mattingly, 1998; MacKean, Thurston, & Scott, 2005). Este capítulo apresentará: 1) um modelo teórico explicativo proposto que descreve as origens do problema e, 2) uma revisão das tentativas anteriores de abordar os desafios associados à implementação do FCC na prática.

Uma proposta de modelo explicativo

A complexidade dos factores causais que interagem para permitir ou inibir os cuidados centrados na família (CCF) é representada num modelo explicativo. A Figura 1 apresenta uma representação visual dos factores que têm impacto nos cuidados centrados na família. O modelo baseia-se na teoria do sistema ecológico de Bronfenbrenner (2004), que propõe que, para compreender o desenvolvimento humano, é necessário considerar todo o sistema ecológico em que a pessoa vive e actua. O sistema ecológico é composto por cinco subsistemas socialmente organizados que orientam o crescimento humano. Estes subsistemas vão desde o microssistema, que se refere às relações entre uma pessoa em desenvolvimento e o ambiente imediato, como a escola e a família, até ao macrossistema, que se refere aos padrões institucionais da cultura, como a economia, os costumes e os corpos de conhecimento (Bronfenbrenner, 2004). No modelo explicativo proposto, os diferentes factores que se supõe influenciarem a oferta de FCC são identificados e analisados de acordo com as ideias de Bronfenbrenner sobre os subsistemas (ou níveis) e a interação entre eles. Estes factores, de proximal a distal ao CCF, incluem a unidade familiar e os seus membros, os serviços de saúde, os profissionais que prestam os serviços, a organização/agência em que os serviços são prestados e as noções e percepções culturais e societais abrangentes sobre as famílias, a parentalidade e a saúde.

Figura 2.1: *Factores causais que têm impacto nos cuidados centrados na família (CCF)*

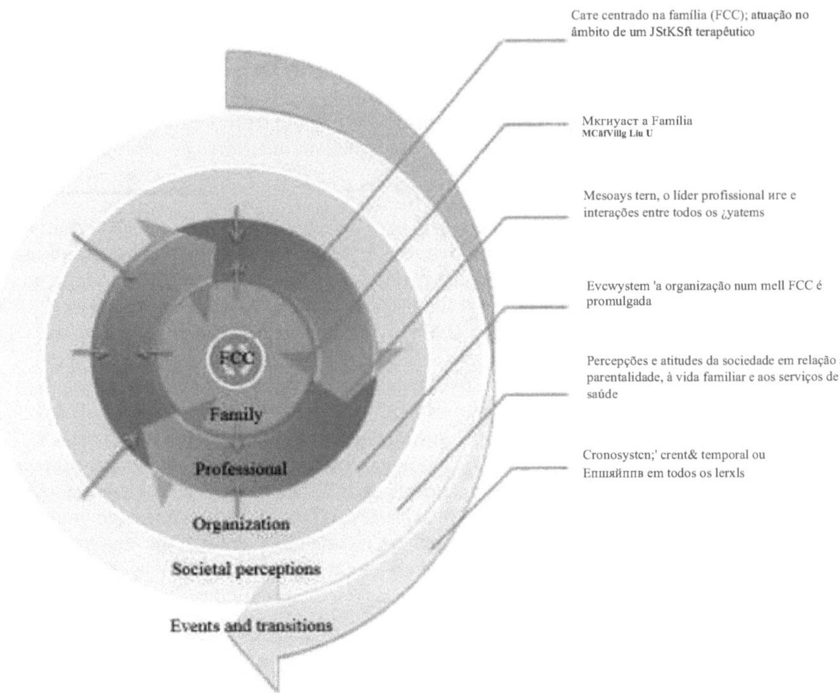

De acordo com Bronfenbrenner (2004), o nível mais próximo, ou *Microssistema,* é o ambiente imediato e os processos relacionados em que uma pessoa actua e vive. A filosofia da FCC encara a família como uma unidade e tem em conta as competências e os recursos necessários a todos os membros da família para gerir os cuidados contínuos da criança no seu ambiente natural (Rosenbaum, King, Law, King, & Evans, 1998). Com base nesta noção, os factores do microssistema relevantes para a FCC incluem as famílias, cada uma delas um sistema dinâmico distinto com padrões únicos de actividades, papéis sociais e relações interpessoais vividas no ambiente imediato. Cada família difere na sua cultura, rotina e interações entre os membros da família. Da mesma forma, cada profissional pratica os seus próprios papéis, actividades profissionais e padrões de interação com as famílias e colegas. Cada profissional é influenciado pelo seu contexto familiar e cultural pessoal que moldou as suas opiniões, valores e comportamentos.

O nível seguinte de Bronfenbrenner, *o Mesossistema,* inclui as interações entre os sistemas. Um componente central da FCC é a colaboração entre pais e terapeuta na avaliação, definição de objectivos e intervenção (American Academy of Pediatrics, 2012; King & Chiarello, 2014). Neste modelo, o profissional é visto como aquele que deve orientar e facilitar as interações entre a família e todos os outros níveis. No entanto, vários estudos indicam que este papel é complexo e está sujeito a várias barreiras e desafios (Bamm & Rosenbaum, 2008; Graham, Rodger, & Ziviani, 2008; Lawlor & Mattingly, 1998; MacKean, Thurston, & Scott, 2005). Alguns exemplos de barreiras são os desafios na compreensão das perspectivas dos pais sobre os objectivos funcionais dos seus filhos, devido a barreiras linguísticas, diferenças culturais ou falta de oportunidade (Lindsay, King,

Klassen, Esses, & Stachel, 2012).

As interações que ocorrem no mesossistema são também influenciadas por sistemas no *Exossistema,* um nível mais distal. Este sistema distal está representado no quarto círculo aninhado e representa processos e acontecimentos que influenciam indiretamente o problema. Estes incluem políticas, procedimentos e exigências que existem a nível organizacional. Por exemplo, uma agência de prática privada pode encorajar a FCC através da marcação de reuniões de rotina entre pais e profissionais e da atribuição de um espaço físico para a realização dessas reuniões (ou seja, uma sala tranquila com privacidade). Uma apólice de seguro que não preveja o reembolso das reuniões de pais (por exemplo, só reembolsa o tratamento direto quando a criança está presente) pode constituir um obstáculo às práticas de FCC.

A Lei de Melhoria da Educação dos Indivíduos com Deficiência (Individuals with Disability Education Improvement Act - IDEA) é uma lei federal dos Estados Unidos que rege a forma como os estados e as agências públicas fornecem intervenção precoce, educação especial e serviços relacionados a crianças com deficiência. A Parte C da IDEA, centrada nos serviços para crianças dos 0 aos 3 anos, obriga ao desenvolvimento de um Plano de Serviço Familiar Individualizado, ou IFSP (Título 303.340), para responder às necessidades da criança e da família. Por conseguinte, as agências que fornecem o planeamento do IFSP dão ênfase à colaboração com os pais e o ambiente mais comum é a casa da criança. Em contrapartida, as diretrizes da IDEA para os sistemas escolares têm um enfoque diferente. A Parte B, para crianças dos 3 aos 21 anos, exige que os Programas de Educação Individualizada (IEP) incluam os pais como parte essencial da tomada de decisões. Os pais devem ser convidados a participar nas reuniões do IPE (Título 300.322) e dar o seu consentimento para qualquer decisão (Título 300.9) (Individuals with Disability Act, 2004). No entanto, o EIP centra-se principalmente no desempenho relevante para o ambiente académico (Individuals with Disability Act, 2004), por oposição ao ambiente doméstico e familiar. Por conseguinte, embora os pais continuem a fazer parte do processo de tomada de decisões, o enfoque é menos centrado na vida e nas necessidades da família.

O nível mais distal na teoria dos sistemas ecológicos de Bronfenbrenner é o *Macrossistema,* ou o "projeto social" que contém caraterísticas sociais abrangentes, como a cultura, o sistema de crenças, os corpos de conhecimento ou os recursos materiais. A falta de conhecimento destas caraterísticas sociais implícitas e da forma como variam entre os diferentes sistemas tem o potencial de dificultar a compreensão mútua dos sistemas em interação, limitando assim a FCC. Por exemplo, os sistemas de crenças dos pais relacionados com o que é considerado "boa" parentalidade, desenvolvimento infantil bem sucedido ou serviços de saúde de alta qualidade são altamente variáveis entre os indivíduos, por vezes os indivíduos dentro do mesmo sistema familiar têm crenças diferentes sobre a parentalidade. Harkness e Super (2006) explicaram que a parentalidade é uma prática culturalmente construída. As culturas tendem a ter ideias implícitas e assumidas que têm fortes influências motivacionais para os pais. Por exemplo, a crença de que a manifestação de dificuldades comportamentais por parte das crianças é o produto de uma "má" educação, ou a noção de que as crianças pequenas devem ser estimuladas para desenvolverem competências cognitivas adequadas pode influenciar a forma como os pais interagem com os seus filhos. Se os pais e os profissionais tiverem crenças diferentes ou opostas, as suas prioridades e acções orientadas para os objectivos da intervenção podem entrar em conflito. Estes sistemas de crenças são normalmente inerentes e as pessoas muitas vezes não têm consciência deles, o que pode impedir a compreensão mútua e a colaboração.

Outro exemplo de potenciais barreiras no Macrossistema são as noções relativas aos cuidados de saúde. Um dos principais pressupostos da FCC é que o cliente e o profissional constroem a intervenção em conjunto e que a família é a especialista no que respeita ao seu filho. No entanto, as pessoas que são socializadas numa visão paternalista de que os profissionais médicos são a autoridade podem acreditar que os profissionais têm a perícia e devem tomar todas as decisões clínicas (Lindsay, King, Klassen, Esses, & Stachel, 2012). Se as famílias esperam que o profissional oriente a intervenção e tome as decisões sobre a intervenção, então a colaboração não fará sentido. Além disso, os pais que acreditam que o profissional deve ter a autoridade e o conhecimento podem ver o esforço de um profissional para criar uma relação de colaboração como uma indicação da falta de confiança ou conhecimento do profissional para fornecer a intervenção necessária.

O nível mais distal de Bronfenbrenner é o *Cronossistema*, que inclui a influência de aspectos temporais como os acontecimentos ambientais e as transições ao longo da vida. O cronossistema é ilustrado por uma seta envolvente para demonstrar como o processo interativo e a apresentação do problema podem mudar com o tempo. Os acontecimentos influentes podem ocorrer em cada nível e sistema. Exemplos de transições e acontecimentos no sistema familiar podem incluir mudanças na estrutura familiar (por exemplo, um novo irmão, divórcio, morte na família) ou no local de residência. Os eventos na vida do profissional podem trazer oportunidades de reflexão e insights relacionados com a sua prática. Um exemplo é a prestação de cuidados a um membro da própria família e a experiência de cuidados nos serviços de saúde a partir dessa perspetiva pessoal. Outro exemplo seria a participação num workshop de desenvolvimento profissional que facilita o pensamento e a reflexão sobre a prática e os valores de cada um. As transições na organização podem dever-se a mudanças na direção, na declaração de missão ou nas políticas. Por último, os aspectos temporais do macrossistema, como as catástrofes naturais ou a instabilidade política, podem ter um impacto abrangente na vida e na saúde de todos os outros sistemas.

Em resumo, a exploração da implementação do CCF através de uma estrutura de sistema ecológico permite reconhecer e explicar as potenciais relações entre a multiplicidade de factores que podem influenciar as práticas de CCF. Este modelo serve de instrumento analítico para identificar e compreender melhor os factores causais, e as interações entre eles, que podem ter impacto nas práticas de FCC.

Provas para apoiar o modelo explicativo proposto

Foi efectuada uma revisão da literatura para identificar provas que apoiassem os pressupostos subjacentes ao modelo explicativo proposto. Especificamente, a pesquisa foi orientada pelas seguintes questões:

1. Quais são os elementos essenciais da CCF?
2. Quais são as provas que sustentam a relevância da perspetiva sistémica da CCF apresentada no modelo explicativo (políticas familiares, profissionais, organizacionais e percepções culturais e sociais globais)?
3. Quais são as provas que sustentam os resultados positivos e os benefícios da CCF para os sistemas identificados no modelo?
4. Quais são as evidências das barreiras à adoção da FCC em cada sistema do modelo explicativo proposto?
5. Quais são as provas que indicam o impacto da cultura em cada sistema identificado no modelo?
6. Como é que os acontecimentos históricos afectam a forma como os cuidados são prestados às famílias?

Apresenta-se de seguida uma síntese da literatura. No Apêndice A é apresentada uma descrição pormenorizada das conclusões.

Caraterísticas essenciais dos Cuidados Centrados na Família. Numerosos autores e grupos de trabalho de associações profissionais reviram a literatura para descrever as caraterísticas essenciais dos cuidados centrados na família (CCF) (American Academy ofPediatrics, 2012; Dunst & Trivette, 2009c; Teplicky, King, Rosenbaum, King, 2004). Com base nos resultados de mais de 200 estudos realizados nas últimas décadas, a Academia Americana de Pediatria (AAP) desenvolveu uma declaração política para definir os princípios fundamentais dos CCF. Uma das crenças fundamentais do CCF é que a família é central e constante na vida da criança, e a sua principal fonte de força e apoio (MacKean et al., 2005). As caraterísticas comuns do CCF em todos os estudos incluem o respeito mútuo entre profissionais e famílias, o estabelecimento de parcerias colaborativas entre pais e profissionais, a escuta e o respeito pelas escolhas das famílias relativamente ao tratamento, a partilha de informações de uma forma que apoie a tomada de decisões da família, o enfoque nos pontos fortes da família e a prestação de serviços flexíveis e o apoio de acordo com as necessidades únicas da família (AAP, 2012; Dunst, Trivette & Humby,

2007; King, Teplicky, King & Rosenbaum 2004; MacKean, et al. 2005).

Uma perspetiva sistémica dos Cuidados Centrados na Família. O modelo explicativo proposto é informado por uma teoria do sistema ecológico (Bronfenbrenner, 2004), que defende uma interação não hierárquica entre múltiplos sistemas que conduzem à realização dos CCF. Estes sistemas incluem a unidade familiar e os seus membros, os profissionais que prestam serviços, a organização ou agência e as políticas relacionadas em que os serviços são oferecidos, e as noções e percepções culturais e sociais abrangentes relativamente às famílias, à parentalidade e à saúde (ver Figura 1). O documento de política oficial da AAP sobre cuidados centrados no paciente e na família (2012) representa um consenso sobre as melhores práticas de FCC e fornece suporte para a perspetiva de sistemas descrita no modelo explicativo. O documento de política da AAP começa com a afirmação de que o FCC tem impacto em múltiplos sistemas: "Quando os cuidados centrados no paciente e na família são praticados, eles moldam as políticas de cuidados de saúde, os programas, a conceção das instalações, a avaliação dos cuidados de saúde e as interações diárias entre pacientes, famílias, médicos e outros profissionais de saúde" (AAP, 2012 p. 394). Os autores apresentam os princípios e diretrizes fundamentais para a implementação do CCF. A Tabela 2.1 especifica importantes proposições subjacentes relacionadas a cada sistema no modelo explicativo do CFF e os correspondentes "princípios fundamentais de melhores práticas" para a provisão de CFC recomendados na política oficial da AAP. De seguida, são apresentadas mais provas que sustentam cada proposição.

Tabela 2.1: *Sistemas propostos no modelo explicativo da FCC e no núcleo das PAA de apoio Princípios*

Sistema	Proposta de modelo explicativo	Princípios fundamentais para permitir a FCC (AAP, 2012; p.395)
Família (Microssistema)	Cada família é um sistema dinâmico com uma cultura, rotinas, papéis, actividades e interações únicas entre os membros da família	• Reconhecer e tirar partido "dos pontos fortes de cada criança e família" • Capacitar "as crianças e as famílias para descobrirem os seus próprios pontos fortes, ganharem confiança e participarem nas escolhas e decisões sobre os seus cuidados de saúde" • Adaptar "os serviços às necessidades, crenças e valores culturais de cada criança e família" • Facilitar "a escolha da criança e da família quanto à abordagem dos cuidados"
Profissionais (Mesosistema)	A capacidade dos profissionais para aplicar o FCC está ligada a uma multiplicidade de comportamentos e competências interpessoais	• Ouvir e respeitar "cada criança e a sua família" • Prestar e/ou assegurar "apoio formal e informal" • capacitar as famílias "para descobrirem os seus próprios pontos fortes, ganharem confiança e participarem nas escolhas e decisões sobre os seus cuidados de saúde" • Colaborar "com os doentes e as famílias a todos os níveis dos cuidados de saúde" • Partilhar "informações completas, honestas e imparciais com os doentes e as suas famílias"

Organização (Exossistema)	As políticas, os procedimentos e as exigências organizacionais podem permitir ou dificultar a execução da FCC.	- Assegurar "flexibilidade nas políticas organizacionais, nos procedimentos e nas práticas dos prestadores de serviços, de modo a que os serviços possam ser adaptados às necessidades, crenças e valores culturais de cada criança e família e facilitar a escolha da criança e da família sobre as abordagens aos cuidados"
Percepções societais (Macrossistema)	As caraterísticas societais globais influenciam a forma como as pessoas se entendem e actuam.	- Honrar "os antecedentes raciais, étnicos, culturais e socioeconómicos e as experiências do paciente e da família e incorporá-los, de acordo com a preferência do paciente e da família, no planeamento e na prestação de cuidados de saúde".

Benefícios do CCF: crianças, famílias, profissionais e organizações. Verificou-se que as abordagens centradas na família conduzem a melhores resultados de intervenção para as crianças e suas famílias, profissionais e organizações e estão resumidas abaixo (American Academy ofPediatrics, 2012). Revisões recentes da literatura e meta-análises de pesquisas em todos os sectores de serviços médicos e de intervenção precoce examinaram até que ponto as práticas de FCC estão relacionadas com uma ampla variedade de resultados para crianças e famílias. As evidências da investigação sugerem que as práticas de FCC têm efeitos positivos num conjunto diversificado de domínios da criança e da família, tais como uma utilização mais eficiente dos serviços, a satisfação da família com os serviços, o bem-estar da família, as práticas parentais e as componentes psicossociais, a redução da carga familiar e do stress financeiro e a melhoria dos resultados em termos de saúde ou de desenvolvimento das crianças (Bailey, Nelson, Hebbeler, & Spiker, 2007; Gooding et al, 2011; Teplicky, King, Rosenbaum, King, 2004; Kuhlthau et al., 2011; Kuo, Mac Bird, & Tilford, 2011; McBroom & Enriquez, 2009; Piotrowski, Talavera, & Mayer, 2009; Raspa et al., 2010).

Os estudos que descreveram o impacto das práticas de CCF nos profissionais identificaram que os membros da equipa que se envolveram e colaboraram com as famílias sentiram que isso era valioso para o seu trabalho (Heller & McKlindon, 1995), criaram mudanças positivas nas suas percepções das pessoas com deficiência (Widrick et al., 1991) e, em geral, levaram a um melhor desempenho no trabalho, menos rotatividade de pessoal e uma diminuição dos custos para a organização (Hemmelgarn, Glisson, & Dukes, 2001). Os opositores do CCF afirmam que esta abordagem exige um maior investimento de tempo em cada paciente. No entanto, há evidências que sugerem que o CCF é custo-eficaz. O CCF melhora a utilização eficiente dos recursos de cuidados de saúde, como o serviço domiciliário ou comunitário, e a utilização efectiva dos cuidados preventivos, o que reduziu as hospitalizações desnecessárias e dispendiosas e as visitas aos serviços de urgência (Forsythe, 1997; Kuo et al., 2011; Solberg, 1996; Vander Stoep, Williams, Jones, Green, & Trupin, 1999). Além disso, uma melhor comunicação e relações associadas ao CCF têm o potencial de diminuir o número de acções judiciais e a sua gravidade, bem como as despesas associadas (Beckman, Markakis, Suchman, & Frankel, 1994; Levinson, Roter, Mullooly, Dull, & Frankel, 1997). Por último, verificou-se que as práticas de FCC aumentam a segurança dos doentes, reduzem o risco de erros médicos e melhoram os processos de gestão do risco (Johnson, Ford, & Abraham, 2010).

Para além disso, o envolvimento das famílias em funções-chave de tomada de decisão na gestão de uma organização também produziu resultados positivos. Os hospitais e os serviços baseados na comunidade que incluíam os membros da família nas principais funções de tomada de decisão (por exemplo, em comités institucionais de qualidade ou segurança, educação do pessoal, planeamento de programas e atribuição de recursos) obtiveram pontuações elevadas de satisfação dos pacientes, da família e do pessoal, o que se traduziu numa posição mais competitiva no mercado dos cuidados de saúde (Britto et al., 2006; Jones, Fournier, & Moore, 2002; Sodomka, Scott, Lambert, & Meeks, 2006).

Barreiras à implementação do CCF. Embora a importância e o valor do CCF tenham sido documentados em centenas de estudos nas últimas décadas (AAP, 2012), os profissionais de várias áreas da saúde relatam uma luta contínua com a implementação dos princípios fundamentais dos cuidados centrados na família na sua prática devido a factores relacionados com as famílias, com a organização e com eles próprios (Bamm & Rosenbaum, 2008; Graham, Rodger, & Ziviani, 2008; Lawlor & Mattingly, 1998; MacKean et al., 2005).

Os factores associados às famílias incluem barreiras à comunicação e à criação de confiança relacionadas com a diversidade cultural, a língua, o estatuto socioeconómico e os factores de stress pessoais (Fingerhut et al., 2013; Lindsay et al., 2012). Fingerhut et al. (2013) descobriram que as caraterísticas da organização criam expectativas em relação aos papéis das famílias e dos profissionais. Por exemplo, os profissionais em práticas domiciliárias tendem a ver os contributos dos pais como parte integrante da intervenção, enquanto em contextos escolares o envolvimento dos pais é encorajado, mas não é uma parte central do plano de intervenção da criança. Outras barreiras relacionadas com as políticas organizacionais incluem os processos de avaliação (incluindo os tipos de avaliações e a medida em que a informação é recolhida com e das famílias) e a disponibilidade para reuniões presenciais para partilhar e discutir informação com os pais. Os desafios relacionados com os profissionais incluem factores atitudinais, tais como a forma como os profissionais vêem o FCC e avaliam a sua confiança na sua implementação (Bamm & Rosenbaum, 2008), a falta de formação de qualidade (Campbell, Chiarello, Wilcox, & Milbourne, 2009) e as barreiras ao desenvolvimento da sensibilidade cultural (Lindsay et al., 2012). Estas evidências apoiam o pressuposto do modelo explicativo proposto de que as barreiras à adoção do CCF podem ter origem em numerosos sistemas. Estas evidências destacam a necessidade de desenvolvimento e implementação de abordagens inovadoras para melhor preparar os prestadores de serviços para a prática do CCF em diversos contextos e organizações.

Impacto cultural na FCC. A cultura é considerada um fator essencial da experiência humana, mas tem sido notoriamente difícil de definir (Fitzgerald, 2004). Fitzgerald (2004) oferece esta definição de cultura: "*cultura é a forma aprendida, partilhada e padronizada de perceber e adaptar-se ao mundo que nos rodeia (o nosso ambiente), que é caraterística de uma população ou sociedade*" (p. 949). Vários estudos demonstraram que os papéis, crenças e comportamentos dos membros da família são influenciados pela cultura (Harkness et al., 2007). A cultura também tem impacto nas percepções das pessoas sobre a saúde, a doença, a deficiência, a normalidade, as expectativas sobre o papel e os direitos e responsabilidades das pessoas envolvidas (Cohn et al., 2009; Fitzgerald, 2004; Sara Harkness et al., 2007; Lawlor & Mattingly, 2013; Lindsay et al., 2012). Os profissionais, que actuam como instrumento de intervenção, são também o produto da sua própria cultura. Trazem para as interações clínicas as suas próprias visões das famílias, que são moldadas pelas suas experiências passadas e pela sua cultura (Lawlor & Mattingly, 2013). Os pressupostos de um profissional relacionados com o seu conceito de "família" tendem a basear-se na sua experiência pessoal e a ser tácitos e inconscientes. No entanto, estes pressupostos têm o potencial de criar uma lacuna nas expectativas entre a família do cliente e o profissional, o que pode dificultar a comunicação, a confiança e interferir com os objectivos de colaboração num encontro terapêutico.

Outro conceito importante a considerar é o de etnia. A etnicidade é outro termo discutível. Refere-se a um sentimento de identidade partilhada que pode basear-se em muitas coisas (como a origem geográfica, nacional ou racial, para dar alguns exemplos), mas apenas uma delas é a cultura partilhada (Fitzgerald, 2004). É importante diferenciar estes conceitos porque não podemos assumir que as pessoas que partilham uma origem étnica partilham as mesmas crenças culturais ou vice-versa. Esta noção confusa pode levar a suposições incorrectas sobre as crenças e valores de uma família (Imperatore Blanche, 1996). A cultura corporativa é outro fator que é reconhecido em vários estudos como tendo uma influência poderosa sobre toda uma organização, o que tem impacto na capacidade de uma organização para prestar cuidados de qualidade, incluindo FCC ou práticas centradas no paciente (Glickman, Baggett, Krubert, Peterson, & Schulman, 2007; Luxford, Safran, & Delbanco, 2011; Shortell et al., 2000).

O primeiro princípio fundamental da política oficial da AAP para os cuidados centrados no paciente e na família orienta os profissionais a respeitarem os antecedentes da família. A declaração sugere que os profissionais: "Respeitem os antecedentes raciais, étnicos, culturais e socioeconómicos e as experiências do paciente e da família e incorporem-nos de acordo com as necessidades do paciente e da família.

no planeamento e prestação de cuidados de saúde" (AAP, 2012, p. 395). Embora esta declaração represente uma consciencialização da importância de ter em conta os antecedentes culturais e étnicos, os estudos demonstraram que a diversidade pode efetivamente conduzir a disparidades na prestação de cuidados de saúde. Coker, Rodriguez e Flores (2010) fizeram um inquérito a 30 902 agregados familiares com uma criança com necessidades especiais em 50 estados e relataram provas alarmantes de injustiça. Os resultados do inquérito indicam probabilidades significativamente mais baixas de prestação de FCC para pessoas de origem latina e afro-americana e de outras origens étnicas, em comparação com crianças brancas. Também se registou uma maior incidência de disparidades nas crianças de agregados familiares cuja língua principal não é o inglês, em comparação com as crianças de agregados familiares cuja língua principal é o inglês. Estas disparidades persistiram após ajustamento para a saúde da criança, factores socioeconómicos e acesso a serviços.

Lindsay, King, Klassen, Esses e Stachel (2012) procuraram compreender as razões dessas disparidades. Foram realizadas entrevistas aprofundadas a 13 prestadores de cuidados de saúde para explorar as suas percepções dos desafios relacionados com a prestação de FCC a famílias imigrantes que criam uma criança com deficiência. As principais conclusões indicaram que as barreiras se deviam principalmente à falta de formação do pessoal para prestar cuidados culturalmente sensíveis, a desafios para ultrapassar as barreiras linguísticas e de comunicação e a discrepâncias na concetualização da deficiência entre os prestadores de cuidados de saúde e os pais imigrantes.

Influências temporais no FCC. Os contextos temporais são definidos como a experiência do tempo moldada pelo envolvimento em ocupações. Os aspectos temporais incluem as fases da vida, a altura do dia ou do ano, a duração, o ritmo da atividade ou a história (American Occupational Therapy Association; AOTA, 2008). A AOTA reconheceu que estes contextos são amplos e relevantes para os indivíduos, famílias, organizações e populações. As alterações em qualquer aspeto temporal podem levar a alterações nas actividades relacionadas. Exemplos para os indivíduos seriam os papéis e actividades que estão ligados a diferentes fases da vida. Cada fase da vida inclui papéis familiares específicos ligados a expectativas culturais. Por exemplo, nalgumas culturas, não se espera que os filhos tomem conta dos pais na infância ou na adolescência, mas espera-se que o façam quando atingirem a meia-idade e os pais forem idosos. Os exemplos da vida familiar incluem rituais de celebração de aniversários ou feriados, ou comportamentos quotidianos como as rotinas matinais ou nocturnas (Lawlor & Mattingly, 2013).

O trabalho pioneiro de Elder sobre os "Filhos da Grande Depressão" demonstrou como "o percurso de vida dos indivíduos é incorporado e moldado pelos tempos e lugares históricos que experimentam ao longo da vida" (Elder, 1998, p. 3). Os resultados de entrevistas longitudinais com crianças cujos pais viveram a Grande Depressão demonstraram como as suas trajectórias de desenvolvimento e os seus resultados mudaram de acordo com a fase da vida em que viveram a Grande Depressão (infância, infância, adolescência). Elder descreveu dois grupos de crianças. Um grupo de crianças enfrentou as dificuldades da depressão durante os anos do ensino médio. Os jovens relataram uma infância bastante segura em termos financeiros na década de 1920, mas tiveram de sair de casa após os piores anos da década de 1930 para estudar, trabalhar e constituir família. Os padrões de vida eram muito diferentes para o grupo mais jovem de crianças que nasceram no final da década de 1920 ou durante a Grande Depressão. Estas crianças viveram o stress e a instabilidade extremos durante os anos mais vulneráveis da sua infância. Eram adolescentes durante a Segunda Guerra Mundial, que se caracterizou por "lares vazios" devido ao facto de os pais trabalharem longas horas em indústrias essenciais. Elder e os seus colegas descobriram que o grupo de crianças nascidas mais tarde foi mais negativamente influenciado pelo colapso económico. Indicaram que os impactos mais graves foram registados nos rapazes, possivelmente devido à indisponibilidade das figuras masculinas na família (Elder, 1998).

Os encontros de cuidados de saúde são também experiências significativas na vida de um indivíduo e de uma família. Lawlor e Mattingly (2013) argumentaram que tais encontros são frequentemente "episódios nas histórias de vida do cliente e da família, e concebivelmente, também episódios que estão incorporados na vida dos profissionais e nas culturas institucionais" (p.150). Os resultados dos seus estudos qualitativos demonstraram que, embora os encontros de cuidados de saúde possam parecer casuais e breves, estes encontros podem afetar profundamente a experiência dos membros da família e dos prestadores de cuidados de saúde, e possivelmente até os resultados da terapia. Excertos de entrevistas aprofundadas com prestadores de cuidados de saúde e pais ilustraram que os encontros que envolviam um envolvimento afinado produziam uma compreensão mais profunda da saúde e do comportamento de uma criança. Esses encontros foram fundamentais e os conhecimentos adquiridos foram depois transferidos para outros contextos, como a escola, o trabalho e a casa. Com base nestas constatações, pode assumir-se um resultado oposto: encontros que não proporcionam compreensão ou soluções podem levar à negligência ou mesmo a um agravamento das condições de saúde.

O desenvolvimento da FCC também foi afetado por uma variedade de influências temporais a nível macro. A história da FCC pode ser rastreada até meados do século XX, quando o psiquiatra Carl Rogers promoveu a terapia centrada no cliente. Rogers (1951) definiu a terapia centrada no cliente como um processo em que o terapeuta trata o indivíduo como uma pessoa de valor e significado, e respeita a capacidade e o direito do cliente à auto-direção. A prática centrada no cliente construiu a base para a prática centrada na família, uma vez que a importância da família para o bem-estar da criança é agora amplamente reconhecida (AAP, 2012). As ideias da FCC foram sendo cada vez mais aceites pelas famílias, pelos profissionais e por diferentes organizações, mas foi só com as alterações à Lei da Educação dos Deficientes de 1986 (Lei Pública 99457) que os Estados Unidos concederam às famílias de crianças com necessidades especiais o poder legal de se tornarem parceiros iguais na equipa de cuidados de saúde (Bamm & Rosenbaum, 2008). A legislação federal adicional do final da década de 1980 e da década de 1990 abordou as crianças com necessidades especiais e forneceu uma validação adicional da importância dos princípios centrados na família. Os exemplos incluem a Lei de Educação de Indivíduos com Deficiências de 1990 (Lei Pública 101-476); a Lei de Assistência a Deficiências de Desenvolvimento e Declaração de Direitos de 1990 (Lei Pública 101496); Emendas de Saúde Mental de 1990 (Lei Pública 101-639); e Lei de Apoio às Famílias de Crianças com Deficiências de 1994 (Lei Pública 103-382) (AAP, 2013). Estes estatutos abriram o caminho para uma maior implementação e investigação dos cuidados centrados na família. Gradualmente, cada vez mais organizações reconheceram a importância dos CCF, começaram a praticá-los e a estudar os seus resultados.

Hoje, cerca de 60 anos após a conceção inicial das ideias da CCF, a aplicação desta abordagem ainda está a evoluir. As actuais tendências temporais globais nos cuidados de saúde enfatizam as intervenções baseadas em resultados; a prática baseada em evidências; a centralização no cliente; e a participação como fonte e resultado da saúde. A FCC está alinhada com todas estas tendências e pode ser muito benéfica para clientes, profissionais e organizações.

Conclusão.

O modelo teórico que orienta este projeto de doutoramento é sustentado por uma vasta evidência. Este modelo defende que o CCF é o resultado de múltiplas interações: entre profissionais e famílias, entre profissionais em equipas interprofissionais e entre profissionais e famílias e o ambiente em que trabalham em conjunto. O ambiente inclui a unidade de saúde ou a organização em que se realiza o encontro de cuidados, bem como a sociedade envolvente, a sua cultura dominante e o impacto dos factores temporais. Explicar a complexidade da CCF ajuda a compreender por que razão, embora seja considerada uma boa prática, é difícil implementar esta abordagem na prática quotidiana. A próxima secção descreverá as evidências de tentativas anteriores de abordar este problema, a fim de identificar mecanismos eficazes para promover a FCC.

Resumo avaliativo dos mecanismos eficazes para promover a FCC

Para avaliar os mecanismos eficazes de promoção da FCC, procedeu-se a uma análise das provas:
1) o conteúdo necessário (ou seja, conhecimentos e competências) e, 2) o processo recomendado (ou seja, métodos de ensino e aprendizagem) mais eficaz para os profissionais adquirirem experiência em FCC. Os conhecimentos e as competências essenciais que os prestadores de cuidados de saúde precisam de desenvolver para aplicar com êxito as práticas de FCC incluem: comunicação eficaz, comportamentos de apoio aos pais, sensibilidade cultural e compreensão de como integrar modelos colaborativos de definição de objectivos e de coaching. Além disso, os prestadores de cuidados de saúde devem aprender a coordenar o trabalho de equipa interprofissional, a implementar processos específicos de FCC e a desenvolver políticas de apoio no local de trabalho. Para identificar abordagens eficazes para promover o desenvolvimento profissional geral, foi efectuada uma revisão das melhores práticas de aprendizagem de adultos, investigação reflexiva, tutoria e aprendizagem em linha. Uma descrição pormenorizada das provas analisadas pode ser encontrada no apêndice B. Um resumo das evidências é apresentado a seguir.

Abordagens para preparar os prestadores de serviços para implementar o FCC. Para implementar efetivamente as caraterísticas essenciais do FCC, os prestadores devem adquirir conhecimentos que os preparem para serem colaboradores, consultores, facilitadores, educadores e treinadores (King & Chiarello, 2014). Esta secção destaca as recomendações para a preparação dos prestadores de serviços para a implementação do FCC.

Comunicação efectiva. A comunicação eficaz é uma troca bidirecional de informação necessária para que os clientes e os prestadores de serviços compreendam as visões do mundo uns dos outros (King & Chiarello, 2014). Esta compreensão permite que os prestadores de serviços adaptem as informações, conselhos e recomendações às circunstâncias, recursos, preocupações quotidianas e rotinas únicas das famílias (Bedell, Khetani, Cousins, Coster, & Law, 2011; King, Baxter, Rosenbaum, Zwaigenbaum, & Bates, 2009). É também fundamental para estabelecer relações fortes e contínuas entre o cliente e o profissional. Assim, a comunicação efectiva está fortemente ligada à satisfação do cliente e é um aspeto essencial dos cuidados de elevada qualidade (King & Chiarello, 2014).

Apoio aos pais. Dunst, Trivette e Hamby (2007) publicaram uma meta-análise de 47 estudos (incluindo 11.000 participantes de sete países diferentes), indicando que as práticas de FCC melhoram a capacitação dos pais, a auto-eficácia, o controlo, a capacidade e o envolvimento do cliente (Dunst & Dempsey, 2007; Dunst et al., 2007). Dempsey e Keen (2008) apresentam um modelo de FCC que propõe que estas caraterísticas dos pais actuam como variáveis mediadoras centrais que influenciam os julgamentos e as capacidades dos próprios pais na oferta de oportunidades de aprendizagem e desenvolvimento aos seus filhos. As práticas interpessoais e orientadas para objectivos foram particularmente úteis para reforçar as competências parentais. As práticas interpessoais incluem a escuta ativa, a compaixão, a empatia, o respeito e o enfoque nos pontos fortes da família. As práticas orientadas para objectivos incluem escolhas familiares informadas e o envolvimento da família na consecução dos objectivos desejados (Dunst & Trivette, 2009a; Forry, Moodie, Simkin, & Rothenberg, 2011). Para além das práticas interpessoais e orientadas para os objectivos, Woods et al (Woods, Wilcox, Friedman, & Murch, 2011) demonstraram a importância de considerar os princípios da teoria da aprendizagem do adulto nas intervenções centradas na família. Os profissionais podem apoiar melhor os pais em adquirir as competências de que necessitam para apoiar o desenvolvimento dos seus filhos, utilizando a modelação, a escuta reflexiva, o questionamento, o feedback sobre o desempenho, a estimulação e as estratégias de resolução de problemas (Woods et al., 2011).

Sensibilidade cultural. As diferenças culturais entre as famílias e os prestadores de cuidados de saúde são inevitáveis. A falta de consciência dessas diferenças pode dificultar a comunicação e uma relação de colaboração entre pais e profissionais. Beach e os seus colegas (2005) analisaram sistematicamente 34 estudos que descrevem programas de formação em competências culturais para profissionais de saúde. Concluíram que a formação em competência cultural é uma estratégia eficaz para melhorar os conhecimentos, as atitudes e as capacidades de comunicação dos profissionais na interação com pacientes culturalmente diversos. Embora a formação profissional tenha melhorado a satisfação dos pacientes, não foram encontradas provas que indiquem uma melhor adesão dos pacientes aos regimes de intervenção recomendados, aos resultados de saúde ou à equidade dos serviços entre grupos raciais e étnicos. Com base em entrevistas aprofundadas com profissionais que trabalham com famílias de imigrantes, Lindsay e colegas (2012) formularam várias recomendações para melhorar a FFC culturalmente sensível. Em primeiro lugar, os prestadores de serviços devem procurar formação sobre cuidados culturalmente sensíveis para melhor atender às necessidades dos clientes de diversas origens. Em segundo lugar, é importante passar algum tempo com as famílias para criar confiança e empatia. Em terceiro lugar, os prestadores de cuidados de saúde devem ser sensíveis às questões de género e tentar envolver ambos os pais na tomada de decisões sobre os cuidados a prestar aos seus filhos. Por último, os prestadores de cuidados de saúde devem explorar e partilhar informações sobre os recursos disponíveis no centro de saúde e na comunidade que sejam culturalmente adequados e financeiramente viáveis para cada família.

Modelos colaborativos de definição de objectivos e de coaching. A definição de objectivos e o coaching são processos correspondentes. A definição colaborativa de objectivos é frequentemente reconhecida como um componente-chave da parceria fundamental entre a família e o profissional (American Academy of Pediatrics, 2012; AOTA, 2014; King & Chiarello, 2014; Woods, Wilcox, Friedman, & Murch, 2011). As evidências apontam para o facto de que objectivos claros e funcionais aumentam a motivação e conduzem a melhores resultados (Eccles & Wigfield, 2002; Locke & Latham, 2002), e que a definição conjunta de objectivos pode construir um sentido de parceria, aumentar os sentimentos de competência e incentivar o envolvimento do cliente na terapia (0ien, Fallang, & Ostensjo, 2010). King e Chairello (2014) recomendam dois modelos para melhorar o trabalho colaborativo. Ambos os modelos fornecem estratégias para otimizar os resultados, melhorando a colaboração família-profissional ao longo do processo de intervenção através da partilha de conhecimentos e competências em decisões conjuntas sobre objectivos e intervenção. O Modelo de Prática Colaborativa (An & Palisano, 2013) fornece uma estrutura detalhada com estratégias e procedimentos específicos para os profissionais negociarem processos colaborativos com as famílias. O Modelo Relacional Orientado para os Objectivos da Prestação Optimizada de Serviços (King, 2009b) enfatiza o papel das relações cliente-profissional e profissional-organização nos aspectos da prática relacionados com os objectivos. Este modelo foi concebido para ajudar os prestadores de serviços a identificar e estabelecer 6 elementos essenciais de uma prática de qualidade: objectivos abrangentes; resultados desejados; necessidades fundamentais; processos relacionais; abordagens, visões do mundo e prioridades. Embora ambos os modelos sejam recentes e tenham poucas evidências acumuladas de apoio à sua implementação, parecem ser úteis para apoiar os prestadores de serviços na melhoria da sua prática de colaboração com os clientes e as organizações.

Evidências emergentes apontam para a eficácia dos modelos de coaching para ajudar as famílias na definição e realização de objectivos significativos (King & Chiarello, 2014). King e Chiarello (2014) analisaram três modelos de coaching que podem ser estruturas úteis para orientar os prestadores de serviços na definição colaborativa de objectivos. Os três modelos foram desenvolvidos por prestadores de serviços, baseiam-se na força, são relacionais e promovem a mudança através da definição de objectivos colaborativos e da capacitação do cliente. Estes modelos partilham fundamentos teóricos semelhantes aos modelos colaborativos apresentados acima e desenvolvem os modelos fornecendo orientações específicas para ajudar as famílias a atingir os objectivos em ambientes da vida real. O Modelo de Coaching de Desempenho Ocupacional (Graham et al., 2008) centra-se especificamente na capacitação da participação das crianças e dos pais em ocupações em contextos domésticos e comunitários através de soluções identificadas pelos pais para as barreiras de desempenho. O terapeuta emprega linguagem específica, questionamento e pistas de reflexão para orientar a auto-descoberta de soluções pelos pais, e a sua implementação e avaliação dentro de um quadro de resolução de problemas. O Modelo Transdisciplinar de Coaching Focado em Soluções para Reabilitação Pediátrica (SFCPeds) (Baldwin et al., 2013) enfatiza a exploração do futuro preferido da família e utiliza estratégias focadas em soluções em vez de resolução colaborativa de problemas. Os principais métodos incluem trabalhar com recursos e fazer perguntas estratégicas para construir intervenções personalizadas com as famílias. Foster, Dunn e Lawson (2013) descrevem um modelo de coaching que destaca os elementos de mudança e a importância da reflexão sobre a relação pais-treinador e o envolvimento da criança.

Embora a avaliação destes modelos esteja ainda numa fase inicial, parece que os modelos de coaching podem fornecer aos prestadores de serviços os mecanismos necessários para melhorar a parceria e trabalhar em colaboração para atingir objectivos familiares personalizados.

Trabalho em equipa interprofissional ou coordenação de equipas. A crescente ênfase na educação interprofissional e na prática colaborativa traz interações e complexidades adicionais ao CCF (King & Chiarello, 2014), uma vez que as famílias precisam de trabalhar com equipas maiores de profissionais, com diferentes estilos de comunicação e diferentes focos profissionais. Para mitigar estes desafios, os estudos estão agora a reconhecer a importância da colaboração entre os membros da equipa de intervenção como uma componente essencial para o sucesso da implementação da FCC (Wright, Hiebert-Murphy, & Trute, 2010).

A família como docente. Um dos elementos essenciais de formação necessários para transformar os profissionais, desde a compreensão da FCC até à centragem na família, é uma variedade de experiências com famílias de crianças com necessidades especiais (Beatson, 2006). A ideia da família como corpo docente sugere que os membros da família devem ser integrados em todos os aspectos do currículo de preparação dos profissionais de saúde da FCC. Isto inclui pais e irmãos como professores durante seminários didácticos, como mentores em experiências práticas e como membros de conselhos consultivos de planeamento e avaliação do desenvolvimento profissional (Beatson, 2006; Sewell, 2012; Whitehead, Jesien, & Ulanski, 1998). As oportunidades para os prestadores de serviços passarem tempo com as famílias sem intervir (por exemplo, participar num jantar, numa festa de aniversário, numa visita ao médico, numa sessão de terapia ou noutras actividades familiares) podem sensibilizar os prestadores de serviços para a realidade da vida quotidiana e para as diferenças culturais, e aumentar a empatia e a compreensão (Whitehead et al., 1998). Para além disso, a colaboração com as famílias na preparação profissional é uma forma importante de modelar a parceria família-profissional e uma oportunidade de capacitar as famílias para terem impacto nos cuidados de saúde, proporcionando uma oportunidade para os profissionais obterem exemplos e conhecimentos do mundo real.

Avaliação dos processos de FCC. Um CCA eficaz envolve de forma ideal a continuidade em todos os aspectos dos cuidados, desde o contacto inicial com a família, passando pelo exame, diagnóstico, planeamento da intervenção, intervenção e alta dos serviços (King & Chiarello, 2014). Os prestadores de serviços devem ter oportunidades suficientes para manter conversas com as famílias para estabelecer claramente a extensão e o foco do serviço. A avaliação e a intervenção devem então ser fornecidas de acordo com os objectivos e expectativas acordados. Um instrumento de avaliação que pode ser utilizado para avaliar o nível de FCC prestado é o Measure of Processes of Caregiving (MPOC) (King, Rosenbaum, & King, 1995). O MPOC é uma avaliação padrão que inclui uma versão de auto-relato dos pais e uma versão de auto-relato do prestador, com uma versão completa (56 itens) e uma versão curta (20 itens). Os prestadores de cuidados podem utilizar este questionário para avaliar os seus comportamentos de FCC de acordo com cinco constructos: 1) Capacitação e Parcerias; 2) Fornecimento de Informação Geral; 3) Fornecimento de Informação Específica sobre a Criança; 4) Cuidados Coordenados e Abrangentes para a criança e a família; e 5) Cuidados Respeitosos e de Apoio. O feedback do MPOC pode ser valioso para orientar a reflexão e o crescimento profissional.

Cultura de trabalho e políticas organizacionais. Embora muitas famílias e profissionais estejam interessados no CCF, este não pode ser efetivamente implementado sem políticas organizacionais de apoio. Um número crescente de estudos indica a importância da cultura organizacional e dos factores administrativos na capacidade dos prestadores de serviços para prestar cuidados centrados na família (Kuo et al., 2012; Law et al., 2003; Wright et al., 2010). As barreiras ao CCF no local de trabalho incluem cargas de trabalho pesadas, supervisores que não apoiam os cuidados centrados na família como uma prioridade, educação limitada para o desenvolvimento profissional, falta de políticas de colaboração e falta de recursos, principalmente tempo. Os factores de apoio ao CCF incluem a coordenação de serviços e a colaboração entre agências (Kuo et al., 2012; Nolan, Orlando, & Liptak, 2007; Wright et al., 2010). King e Chiarello (2014) concluíram que a medida em que os cuidados centrados na família são valorizados, apoiados através de políticas e recursos, e esperados pela liderança administrativa parece ser um determinante chave da sua atualização.

Abordagens eficazes para o desenvolvimento profissional.

Melhores práticas para a aprendizagem de adultos. Malcolm Knowles, um praticante e teórico americano da educação de adultos, definiu o termo *"andragogia"* como a arte e a ciência de ajudar os adultos a aprender (Knowles, Holton III, & Swanson, 2011). Knowles identificou seis princípios da aprendizagem de adultos:

1. Os adultos são motivados internamente e auto-dirigidos
2. Os adultos trazem experiências de vida e conhecimentos para as experiências de aprendizagem
3. Os adultos são orientados para os objectivos
4. Os adultos são orientados para a relevância
5. Os adultos são práticos
6. Os formandos adultos gostam de ser respeitados

Dunst, Trivette e os seus colegas têm sido líderes em estudos sobre a FCC e a aplicação de princípios de aprendizagem de adultos a programas de desenvolvimento profissional. Os resultados do seu extenso inquérito (Dunst, Trivette, & Deal, 2011), meta-análise (Trivette, Dunst, Hamby, & O'Herin, 2009), e programa baseado em evidências (Dunst & Trivette, 2009b) indicaram vários aspectos-chave necessários para obter benefícios de aprendizagem óptimos para os prestadores. Estes elementos-chave foram utilizados para conceber a Estratégia Participativa de Aprendizagem de Adultos (Participatory Adult Learning Strategy - PALS) (Dunst & Trivette, 2009b), um processo de aprendizagem e de desenvolvimento de capacidades em quatro fases:

1. *Introdução e ilustração.* Nesta fase, o instrutor envolve o formando numa pré-visualização do conteúdo e demonstra ou ilustra a utilização ou aplicabilidade do material, conhecimento ou prática para o formando. As principais funções do formando nesta fase são preparar-se de acordo com o conteúdo de pré-visualização atribuído, fornecer informações sobre o tópico de aprendizagem e a sua relevância para a área de prática do formando.
2. *Aplicação.* Nesta fase, o formador envolve o formando na aplicação do material, do conhecimento ou da prática e numa avaliação das consequências ou resultados da aplicação do conteúdo aprendido. O aprendente implementa ou pratica o conteúdo aprendido e auto-avalia o progresso da aprendizagem.
3. *Compreensão informada.* O instrutor orienta o aprendente a adquirir uma compreensão informada através da reflexão sobre a experiência de aplicação e da utilização de avaliações formais do domínio do conteúdo ou da competência.
4. *Repetição e identificação dos passos seguintes no processo de aprendizagem.* O instrutor e o formando planeiam em conjunto as etapas seguintes do processo de aprendizagem para desenvolver a compreensão, a utilização e o domínio do formando, conforme necessário. Esta fase pode incluir a orientação para experiências de aprendizagem adicionais e o acompanhamento do instrutor e do aluno.

Os dados recolhidos 1 e 6 meses após a implementação do processo PALS identificaram elevados níveis de satisfação dos formandos, com óptimos benefícios de aprendizagem. Os alunos estiveram ativamente envolvidos nas quatro fases de aprendizagem e implementaram o conteúdo em várias ocasiões ao longo do tempo (Dunst etal.,2011).

Outros programas de desenvolvimento profissional concebidos para preparar os prestadores de cuidados de saúde para implementar o FCC variaram entre algumas horas (como uma conferência ou um workshop de um dia) e um ano inteiro (um programa de orientação contínua). Os resultados indicam que mais tempo de formação é considerado pelos prestadores como mais benéfico e mais influente na sua prática (Dunst et al, 2011; King et al., 2011; MacPherson-Court, McDonald, Drummond, Kysela, & Watson, 2005; Sewell, 2012; Whitehead et al., 1998).

Investigação reflexiva. Uma revisão sistemática de 29 estudos sobre reflexão em profissionais de saúde concluiu que a reflexão na e sobre a prática conduz a uma aprendizagem mais profunda, a ligações sociais mais fortes e a uma melhor articulação entre teoria e prática (Mann, Gordon, & MacLeod, 2009). A literatura sobre desenvolvimento profissional destaca a importância da investigação reflexiva como meio de aprendizagem e de desenvolvimento das competências necessárias para desenvolver a especialização (Cohn, Schell, & Crepaeu, 2010; King et al., 2011; Schell, 2013). A prática reflexiva é particularmente importante na FCC, uma vez que as experiências vividas pelos profissionais enquanto membros da família moldam as suas percepções e crenças sobre o que deve ser uma família. Estas suposições são geralmente tácitas e, a menos que reflictamos sobre elas e as tomemos consciência, podem influenciar as nossas acções de formas não intencionais (Hanna & Rodger, 2002; Lawlor & Mattingly, 2013). Lawlor e Mattingly (2013) sugerem que a incorporação de uma reflexão orientada através da orientação e supervisão, bem como de discussões com outros membros da equipa sobre crenças acerca de famílias específicas, é uma componente essencial do planeamento e implementação da intervenção com os clientes e as suas famílias.

O feedback formal e informal e as auto-avaliações dos profissionais também são úteis para desenvolver a consciencialização e suscitar a reflexão (King et al., 2011). Madsen (2014) descreveu o Mapa de Ajuda Colaborativa, que pode ser útil para melhorar a reflexão, a colaboração e a definição de objectivos. Este mapa incorpora ideias de teorias cognitivo-comportamentais, teorias de definição de objectivos e modelos de negócio (semelhante à análise SWOT), e pode ser administrado como uma autoavaliação ou uma entrevista. O Mapa de Ajuda Colaborativa exige que o profissional ou a família identifiquem a sua Visão ("Para onde quer ir na sua vida ou no seu trabalho?"), Obstáculos (O que é que impede a sua Visão?), Apoios ("Quem e o quê o apoia na concretização da sua Visão?") e Formulação de um plano de ação ("Como é que podemos recorrer a apoios para ultrapassar os obstáculos e ajudá-lo a concretizar a sua Visão?"). A fim de praticar esta avaliação, ela será utilizada como parte do processo de tutoria para melhorar o trabalho de colaboração no sentido dos objectivos de desenvolvimento profissional.

Mentoria. Vários investigadores identificaram a tutoria como um mecanismo para promover a especialização dos profissionais (Brockbank & McGill, 2012; Campbell, Chiarello, Wilcox, & Milbourne, 2009; King, 2009a; Myall, Levett-Jones, & Lathlean, 2008). A tutoria é o processo em que uma pessoa mais experiente ajuda alguém menos experiente a desenvolver competências e capacidades (King, 2009a). O papel de um mentor pode incluir o fornecimento de feedback sobre o desempenho observado, servir de modelo, fornecer instruções individuais, incentivar a reflexão através de discussões orientadas e dar apoio emocional (Rees & Hays, 1996). A tutoria pode ser prestada em contextos individuais ou de grupo, presencialmente ou à distância, numa base rotineira ou de acordo com as necessidades. A tutoria profissional eficaz utiliza muitas das competências necessárias para uma FCC eficaz e, por isso, pode oferecer aos participantes, tanto mentores como mentorados, uma oportunidade de praticar competências de escuta, comunicação, treino, colaboração e sensibilidade cultural num contexto adicional, refletir sobre o seu trabalho e identificar formas de melhorar a aprendizagem e a eficácia.

Um programa de mentoria desenvolvido por King, Tam, Fay, Pilkington, Servais e Petrosian (2011) foi concebido para promover o desenvolvimento de competências dos terapeutas ocupacionais em comportamentos centrados na família. Esta intervenção de 11 meses envolveu tutoria individual e em grupo, e a participação voluntária numa variedade de actividades educativas.

O programa foi concebido de acordo com um quadro teórico desenvolvido por King (2009b) que descreveu estratégias de aprendizagem destinadas a promover a especialização do terapeuta. Com base neste modelo, o envolvimento dos terapeutas na prática deliberada gera feedback, que, por sua vez, é fundamental para o processamento e a reflexão sobre a experiência. King sugeriu que uma reflexão efectiva conduzirá a um maior envolvimento em oportunidades de aprendizagem deliberada. Presume-se que este ciclo reforce os conhecimentos e os comportamentos dos terapeutas, o que, em última análise, conduzirá a uma maior especialização. A tutoria é um aspeto fundamental para orientar e melhorar a aprendizagem individual em todas as fases do processo. Os resultados do estudo de King e colegas de 2011 validaram estas proposições ao demonstrarem mudanças significativas na competência dos participantes no programa de tutoria, avaliadas através de múltiplas medidas de auto-relato e de relato dos pares, incluindo avaliações padrão e um grupo de discussão. Este estudo foi o primeiro do seu género a descrever evidências psicometricamente sólidas de um programa de tutoria, especificamente em terapia ocupacional.

Outro método de tutoria para profissionais é a tutoria eletrónica, ou: Ementoring. A tutoria eletrónica refere-se à utilização de tecnologia, como plataformas de comunicação eletrónica (Skype, google hangout ou Adobe connect) e câmaras Web, bem como comunicações telefónicas e por correio eletrónico. A tutoria eletrónica tem-se revelado uma alternativa promissora à tutoria presencial (DiRenzo, Linnehan, Shao, & Rosenberg, 2010; Schichtel, 2009). DiRenzo et al. (2010) descobriram que a tutoria eletrónica é particularmente bem sucedida quando os participantes se sentem confortáveis a navegar na Internet e estão motivados para se envolverem na díade de tutoria. Além disso, a frequência das interações de e-mentoria medeia os resultados da auto-eficácia geral e da eficácia da tarefa entre os pares mentores.

As conclusões de ambos os programas estabelecem as bases para a futura implementação e investigação de programas de orientação para preparar melhor os prestadores de serviços para fornecerem FCC.

Aprendizagem em linha. A participação em cursos e workshops de desenvolvimento profissional é muitas vezes limitada devido a obstáculos como o calendário e a calendarização, a localização e a deslocação, e os custos associados ao tempo livre e à deslocação para os cursos. A aprendizagem em linha apresenta uma solução ideal para estes problemas, ao mesmo tempo que proporciona oportunidades de aprendizagem de elevada qualidade (Brown & Woods, 2012; Chen, Klein, & Minor, 2009; MacPherson-Court et al., 2005). MacPhearson-Court e colegas (2005) descreveram um curso on-line para a FCC em intervenção precoce que produziu resultados de aprendizagem positivos e satisfação dos alunos. Os alunos e o instrutor encontraram alguns desafios associados à conceção do curso on-line, tais como dificuldades em navegar nos sites e submeter os trabalhos, ou organizar os horários para completar os trabalhos do curso em tempo útil. A conceção eficaz do curso e as ajudas organizacionais podem minimizar estes desafios. Os materiais do curso incluíram módulos de auto-estudo focados na prática centrada na família e na avaliação dos pontos fortes e necessidades da família; estratégias de ensino; e resolução de problemas familiares. As tarefas envolveram os alunos em situações da vida real através de relatórios de estudos de caso sobre experiências com famílias. O pensamento e a reflexão mais profundos foram suscitados através da participação em debates.

Brown e Woods (2012) descreveram o impacto promissor de um programa de desenvolvimento profissional on-line multicomponente para prestadores de serviços que trabalham em contextos de Intervenção Precoce. Os autores apresentaram o modelo Ler, Observar, Praticar, Expor (ROPE), que se baseia nos princípios da aprendizagem de adultos (Bransford, Brown, & Cocking, 2000), na instrução em linha (Johnson & Aragon, 2003) e nos componentes de aprendizagem profissional eficazes descritos acima por Dunst & Trivette (2009b). De acordo com Johnson e Aragon (2003), os princípios recomendados para uma aprendizagem em linha eficaz incluem a abordagem das diferenças individuais através da utilização de múltiplos estilos de aprendizagem, a criação de um contexto da vida real, a motivação do aluno, a realização de actividades práticas, a prevenção da sobrecarga de informação, o incentivo à interação social e o incentivo à reflexão dos alunos. Ao incorporar estes princípios, pode assumir-se que a aprendizagem será um processo ativo, empenhado e relevante para o aluno. O programa ROPE de Brown e Woods (2012) orienta os alunos para lerem o conteúdo atribuído, participarem em diversas oportunidades de observação, praticarem competências, aplicarem-nas em contextos da vida real e reflectirem sobre as competências no contexto real em que os alunos as vão utilizar. A aprendizagem dos alunos é avaliada de acordo com a forma como demonstram as suas competências e conhecimentos em contextos da vida real. A aprendizagem situada foi apoiada por exemplos de vídeos anotados, apresentações narradas, acesso à câmara de vídeo e exemplos de vídeos práticos. A avaliação pré-pós da aprendizagem dos participantes indicou mudanças significativas nos conhecimentos, conforme observado durante a aplicação e as medidas de auto-relato, juntamente com a satisfação dos participantes e a perceção dos benefícios do desenvolvimento profissional em linha. Estes resultados positivos sugerem que o ensino em linha pode tornar as competências e conhecimentos da FCC mais acessíveis a muitos prestadores de serviços que, de outra forma, não poderiam receber formação. A instrução em linha pode ser adaptada às necessidades do formando e aos contextos de prática para aumentar a relevância, o envolvimento e a implementação dos conhecimentos e competências adquiridos.

Conclusão.

Uma análise da literatura relativa à preparação dos profissionais para a implementação do FCC identificou as competências e conhecimentos essenciais que os profissionais devem possuir, bem como as melhores práticas para o ensino do desenvolvimento profissional. As capacidades acordadas para a implementação do FCC incluem as competências essenciais para orientar um processo de intervenção colaborativa. São elas: comunicação eficaz; sensibilidade cultural; definição de objectivos e treino colaborativos; e conhecimentos específicos sobre formas de apoiar as famílias e implementar avaliações e processos de FCC. A promoção do trabalho em equipa interprofissional e as políticas de apoio no local de trabalho são também imperativas para a realização do FCC.

As melhores práticas no ensino do desenvolvimento profissional incluem os princípios da aprendizagem de adultos, o reforço da investigação reflexiva e a incorporação da tutoria contínua, que podem ser ministrados através de instrução presencial ou em linha. Mais importante ainda, a aprendizagem deve ser significativa e relevante para os alunos. O significado da aprendizagem pode ser alcançado através do envolvimento do aluno em todas as fases da aprendizagem, desde os objectivos de aprendizagem auto-identificados e a sua relevância para a prática diária, passando pela implementação e autoavaliação das competências, até ao planeamento de futuros objectivos de aprendizagem. O ensino deve incluir múltiplas opções para a prática e implementação de comportamentos de CCF em diferentes contextos. Recomenda-se a realização de programas mais longos (mais de 10 horas) com tutoria contínua para apoiar a aprendizagem e a especialização contínuas.

Capítulo 3

A proposta de programa "Better Together" (Melhor Juntos)

Introdução

O programa proposto é um curso de desenvolvimento profissional para preparar os prestadores de cuidados para adoptarem as melhores práticas de cuidados centrados na família (CCF). O curso será oferecido num formato on-line a prestadores interprofissionais e administradores que trabalham com famílias. O conteúdo e a estrutura do curso foram desenvolvidos de acordo com os resultados de uma extensa revisão da literatura, que examinou os factores causais que levam a desafios na implementação dos CCF e os meios eficazes para remediar e preparar os prestadores para uma implementação bem sucedida dos CCF, bem como as melhores práticas para promover o desenvolvimento profissional. No apêndice C é apresentada uma visão geral do modelo lógico do curso.

Foi utilizada uma perspetiva sistémica para desenvolver um modelo explicativo dos desafios à implementação do FCC. Este modelo explicativo pode ser útil para os prestadores de cuidados de saúde que se esforçam por prestar o FCC. Os prestadores de cuidados competentes reconhecem os diferentes sistemas que afectam as famílias e os cuidados que recebem. Estes prestadores negoceiam eficazmente entre os membros da família, a equipa de cuidados e a organização, e utilizam a investigação reflexiva ao longo do processo. O curso proposto abordará a FCC a partir desta perspetiva de sistemas e fornecerá aos prestadores mecanismos baseados em provas para colaborar e facilitar interações eficazes entre todos os sistemas.

Descrição do programa

Objetivo do programa. Os prestadores de serviços estarão confiantes e proficientes na implementação das melhores práticas da FCC na sua área de prática para promover cuidados de qualidade.

Objectivos. No final do programa, os participantes serão capazes de:

- Identificar as caraterísticas essenciais da FCC
- Discutir os mecanismos da FCC que podem ser aplicados à área de atuação do participante
- Aplicar a FCC na área de atuação do participante
- Avaliar e analisar o seu desempenho e compreensão da FCC
- Elaborar um plano pessoal de aprendizagem e aperfeiçoamento contínuos

Resultados. Os resultados proximais incluem a melhoria do conhecimento dos princípios da FCC e a implementação desses princípios na prática, conforme medido pelo auto-relato pré-pós na Measure of Processes of Care - Service Provider version (MPOC-SP; Woodside, Rosenbaum, King, & King, 1998) e pelo relatório do cliente na Measure ofProcesses of Care (MPOC; King, Rosenbaum, & King, 1995). Um resultado distal é o desempenho da criança relevante para os objectivos individuais do tratamento.

Destinatários. Os participantes no programa incluirão prestadores de serviços e administradores de várias áreas de cuidados de saúde que trabalham com crianças e respectivas famílias e que se inscreveram e concluíram o curso em linha de desenvolvimento profissional.

Formato do curso e método de realização. O curso será oferecido num formato em linha, incluindo módulos em linha, videoconferência para reuniões de conversação virtual (VC) e um programa de mentoria entre pares. Os módulos em linha serão estruturados de acordo com as recomendações de Brown e Woods (2012) para melhorar os conhecimentos e as competências dos participantes, fornecendo leituras, observações, tarefas para aplicar os conhecimentos aos ambientes da vida real dos participantes e reflexão e autoavaliação individuais. Cada um destes módulos estará disponível durante duas semanas para ser concluído, com um investimento de tempo previsto de 6-8 horas para cada módulo. As reuniões de CV serão oferecidas dentro de cada módulo e incluem quatro sessões de uma hora dedicadas a discussões ao vivo sobre o conteúdo do módulo e ao trabalho de grupo na identificação de objectivos de mudança e melhoria do serviço. A hora destas reuniões será determinada de acordo com a disponibilidade e a conveniência dos participantes. A componente de tutoria será integrada para apoiar a melhoria contínua das competências e a sua aplicação na prática (Andersen, 2001; King et al., 2011; King, 2009a). Os pares-mentores serão designados no início do programa e serão orientados para estabelecerem, em colaboração, objectivos de aperfeiçoamento profissional. As sessões de tutoria entre pares podem ser realizadas presencialmente ou em linha, de acordo com as preferências dos participantes. As sessões de tutoria em grupo com o facilitador do curso serão oferecidas aos participantes após a conclusão do curso, numa base mensal, para discutir desafios e histórias de sucesso da prática da FCC.

Componentes-chave do curso. Foram utilizados cinco componentes-chave como base para o desenvolvimento do curso. Estes incluem (a) investigação reflexiva, (b) aprender com a família enquanto docente, (c) materiais educativos baseados em provas, (d) fornecimento de conteúdos de acordo com a teoria da aprendizagem de adultos e o modelo Participatory Adult Learning Strategy (PALS), e (e) tutoria contínua.

Prática reflexiva. A investigação reflexiva é essencial para o raciocínio profissional, a perícia clínica (Cohn, Schell, & Crepaeu, 2010; King, 2009a; Mann, Gordon, & MacLeod, 2009; Schell, 2013) e as competências e comportamentos centrados na família (King et al., 2011; Lawlor & Mattingly, 2013). A reflexão refere-se à investigação focada com o objetivo de alcançar uma compreensão abrangente e matizada da forma como se pensa e opera profissionalmente (Higgs, 2008). De acordo com Schon (1983, 1987), o processo de reflexão é desencadeado por uma experiência profissional que apresenta uma surpresa ou perplexidade que faz com que o profissional "pare e pense". Este pensamento desencadeia dois processos associados, a reflexão-na-ação (durante a experiência) e a reflexão-na-ação (após a experiência ou em preparação para outra experiência), que medeiam uma mudança na perceção e na compreensão. O resultado é a aprendizagem que se traduz num repertório alargado de conhecimentos, perspectivas conceptuais e abordagens alternativas à prática, que aumentam a competência profissional. As ideias de Schon sobre a prática reflexiva são habitualmente utilizadas no ensino dos cuidados de saúde (Mann et al., 2009), pelo que orientarão este programa.

O curso proposto incorporará múltiplas oportunidades para os participantes reflectirem sobre a sua prática, de modo a obterem uma compreensão mais profunda dos seus pontos de vista e comportamentos, e a expandirem o seu "kit de ferramentas" de possíveis acções para situações futuras. As actividades de aprendizagem foram desenvolvidas com inspiração nas tarefas de reflexão recolhidas e descritas por Cohn e colegas (2010) para a formação pré-profissional. Exemplos de actividades incluem:

- Debates em grupo sobre os desafios passados e as histórias de sucesso dos participantes com as famílias: o facilitador orientará os participantes a enumerar todas as razões possíveis (e não apenas a que lhes veio imediatamente à cabeça) para a ocorrência de um determinado evento. Esta discussão em grupo encorajará os participantes a alargarem o seu pensamento e reflexão e, assim, a considerarem outras alternativas.
- Análise de encontros terapêuticos (vídeos e role-playing). As discussões em grupo alargarão e enriquecerão o repertório dos participantes, oferecendo múltiplos pontos de vista e sugestões de acções para diferentes situações.
- Diário de reflexão: cada participante registará as suas reflexões sobre a sua atuação FCC durante o curso e a tutoria.
- Desenvolver um "kit de ferramentas" da FCC: cada participante articulará as mensagens "take away" das diferentes experiências do curso e descreverá a forma como a nova aprendizagem pode ser implementada na sua prática.
- Definição de objectivos e estratégias de compromisso: para ajudar a garantir que os participantes aplicam as novas aprendizagens, em grupo e individualmente, os participantes desenvolverão uma lista de objectivos para a implementação da FCC e para a aprendizagem contínua, com passos práticos e possíveis obstáculos a ultrapassar. O plano será utilizado no desenvolvimento profissional contínuo e na monitorização durante a tutoria entre pares.

Aprendendo com as famílias. Relatórios anteriores de programas de preparação profissional para a FCC destacam a importância de proporcionar aos alunos uma variedade de experiências com famílias para entender o contexto em que as famílias vivem e como as famílias apoiam seus filhos com necessidades especiais (Beatson, 2006; Sewell, 2012; Whitehead, Jesien, & Ulanski, 1998). Aprender em primeira mão sobre as experiências vividas pelas famílias pode aumentar o interesse, a empatia, a compreensão e a sensibilidade cultural dos alunos. As experiências de aprendizagem podem incluir ter membros da família a funcionar como professores no ambiente de ensino formal, ter estudantes a visitar e observar famílias que têm crianças com necessidades especiais no seu ambiente doméstico, e trabalhar em conjunto com as famílias como parte de equipas de avaliação colaborativas (Beatson, 2006; Whitehead et al., 1998). Integrar as famílias na preparação profissional é também uma forma importante de modelar parcerias família-provedor (Whitehead et al., 1998).

Com base nestas sugestões, um conselho consultivo para o desenvolvimento do curso incluirá membros da família (pais e irmãos) para sugerir e dar feedback sobre o conteúdo do curso e formas de avaliar a prática da FCC. Uma das tarefas do curso, tal como sugerido por Whitehead et al. (1998), incluirá passar algum tempo com uma família que tenha uma criança com necessidades especiais. Os participantes do curso podem participar num jantar, numa festa de aniversário, numa visita ao médico, numa sessão de terapia ou noutros eventos da vida de uma família. Mais tarde, os participantes reflectirão sobre a sua experiência para analisar o que aprenderam sobre os pontos fortes, os desafios e os valores culturais da família, bem como sobre as suas próprias reacções e juízos sobre a situação.

Materiais Educativos Baseados em Evidências. Law, Rosenbaum, King, King, Burke-Gaffney, Moning-Szkut, Kertoy, Pollock, Viscardis, e Teplicky (2003) do CanChild Centre for Childhood Disability Research em Ontário, Canadá, desenvolveram e avaliaram 18 fichas educativas do Serviço Centrado na Família - Factos, Conceitos, Estratégias (FCS). Estas fichas de 3-4 páginas abordam diferentes conceitos e desafios da FCC e fornecem diretrizes racionais e práticas para os enfrentar. Exemplos de tópicos educacionais do FCS são: O que é o serviço centrado na família; Tornar-se mais centrado na família; Identificar e desenvolver os pontos fortes e os recursos dos pais e da família; Comunicação eficaz no serviço centrado na família; Tomar decisões em conjunto: como decidir o que é melhor; e Promover o serviço centrado na família na escola ("FCS Sheets - CanChild," n.d.). Todas as fichas FCS foram escritas para um público diversificado, incluindo famílias e prestadores de serviços.

As fichas educativas do CanChild FSC foram avaliadas por 36 leitores, incluindo 12 pais, 12 prestadores de serviços de reabilitação infantil e 12 estudantes de ciências da saúde (Law, Teplicky, King, King, Kertoy, Moning, & Burke-Gaffney 2005). Os resultados deste estudo indicam que os materiais educativos da FCS, mesmo os menos familiares para os participantes, obtiveram uma classificação elevada em termos de formato e conteúdo, e os leitores consideraram-nos benéficos. As análises revelaram que não havia diferenças significativas entre os grupos de participantes no que respeita às classificações do formato e do conteúdo, bem como ao impacto no serviço. Todas as fichas FSC estão disponíveis gratuitamente no sítio Web do CanChild (http://www.canchild.ca/en/childrenfamilies/fcs_sheet.asp), podendo ser acedidas pelos participantes no curso, e serão utilizadas como parte dos materiais do curso. Os materiais adicionais do curso serão baseados em livros publicados e artigos académicos.

ParticipatoryAdultLearningStrategy (PALS). O modelo PALS é uma abordagem ao desenvolvimento profissional baseada em provas, desenvolvida por Dunst e Trivette (2009), e assenta numa extensa síntese de investigação e meta-análises de métodos e estratégias de aprendizagem de adultos. A abordagem PALS enfatiza o envolvimento ativo do formando em todos os aspectos da aprendizagem e utiliza princípios para a conceção de experiências de aprendizagem eficazes orientadas pelo formador. As diretrizes para a apresentação de conteúdos incluem (1) introdução e ilustração do tópico para examinar a sua relevância para a prática diária do formando; (2) aplicação em situações simuladas ou da vida real, (3) autoavaliação e avaliação da compreensão, e (4) planeamento dos passos seguintes para a aprendizagem e repetição. Uma avaliação do programa do modelo PALS para a formação de profissionais em exercício documentou uma melhoria dos conhecimentos dos alunos, a utilização e o domínio de diferentes tipos de práticas de intervenção e a satisfação dos alunos (Dunst & Trivette, 2009; Dunst, Trivette, & Deal, 2011).

Dunst e os seus colegas (2011) realizaram um inquérito a 473 prestadores de serviços que participaram em várias oportunidades de desenvolvimento profissional, incluindo apresentações em conferências, workshops (meio dia/dia inteiro ou vários dias) ou formação no local, no terreno. Em comparação com os outros tipos de formação, os benefícios para os participantes foram óptimos para a formação no terreno. A formação no terreno incluiu a oportunidade de participar em avaliações familiares, trabalhar com pessoal experiente enquanto estes implementavam intervenções familiares, e interagir com famílias que descreviam e ilustravam a forma como viviam as práticas de intervenção familiar e como estas as afectavam a si próprias e aos seus filhos. O formato on-line para este curso proposto neste projeto OTD é ideal para integrar os princípios do PALS e o formato de formação no terreno, mantendo a conveniência e os baixos custos. A formação no terreno será ministrada durante as reuniões da VC, bem como através de trabalhos de curso centrados na aplicação da aprendizagem em contextos de prática.

Mentoria. Os programas de tutoria reconhecem e utilizam as competências dos profissionais para orientar o desenvolvimento profissional uns dos outros. A tutoria pode ocorrer quando um profissional mais experiente orienta um profissional menos experiente, ou como tutoria entre pares, quando os colegas trabalham para apoiar a aprendizagem uns dos outros, independentemente da sua formação profissional. Os pares mentor-pares serão atribuídos no primeiro dia do curso e serão orientados para estabelecer objectivos em colaboração e iniciar o contacto uma vez por módulo (2 semanas) para discutir o seu progresso. A tutoria com um par é uma boa oportunidade para praticar as competências da FCC, tais como ouvir, respeitar, colaborar, partilhar informações e ser sensível às diferenças culturais. King (2009) sugere que se forneça uma estrutura e diretrizes claras para uma tutoria eficaz. O Mapa de Ajuda Colaborativa (Madsen, 2014) foi escolhido como uma tarefa semi-estruturada para orientar e estruturar o processo de mentoria entre pares. O Mapa de Ajuda Colaborativa foi desenvolvido para ajudar os prestadores de serviços a refletir sobre situações complexas e para fornecer uma orientação para conversas construtivas entre as famílias e os prestadores de ajuda sobre questões difíceis. A estrutura de tutoria também deve ser flexível para atender às necessidades dos prestadores de serviços ocupados: embora se espere que os pares completem o mapa de ajuda, o formato da relação de tutoria deve ser negociado entre os participantes para melhor atender às suas necessidades. Devido à duração do programa e à falta de familiaridade dos participantes registados, os pares de tutoria entre pares serão pré-atribuídos neste curso. No entanto, há provas de que as relações informais de tutoria que se desenvolvem espontaneamente são muitas vezes mais eficazes do que os pares designados (Ragins & Cotton, 1999). Por conseguinte, deve ser oferecida aos indivíduos a oportunidade de contactarem um mentor adicional; alguém que respeitem e que possua competências que queiram aprender, seja da mesma disciplina ou de uma disciplina diferente.

Uma vez concluído o programa, os participantes serão encorajados a manter o contacto com o seu mentor de forma rotineira ou sempre que necessário. Como mencionado anteriormente, os participantes também serão convidados a juntar-se a um programa mensal de tutoria em grupo facilitado pelo instrutor do curso. Uma combinação de reuniões individuais entre mentor e mentorando, juntamente com reuniões de mentoria em grupo, poderia potencialmente proporcionar o máximo de benefícios de aprendizagem e apoio para todos os participantes.

Descrição do conteúdo do curso. O conteúdo do curso foi escolhido e concebido para abordar as caraterísticas essenciais da FCC (tal como apresentado no capítulo 2). O conteúdo será apresentado em 4 módulos:

1. Cuidados centrados na família: elementos essenciais
2. Implementar a FCC: processos e mecanismos para o local de trabalho
3. Parceria: colaboração e definição de objectivos
4. O panorama geral: Promover a FCC no local de trabalho.

Cada módulo estará disponível durante duas semanas e incluirá três componentes: (1) uma secção de estudo independente orientado com leituras e tarefas; (2) uma reunião virtual programada entre todos os participantes no curso e o formador através de videoconferência, e (3) uma componente de tutoria entre pares. A Figura 3.1. oferece uma representação visual dos componentes de cada módulo. Os tópicos dos módulos, os objectivos de aprendizagem e as principais actividades de aprendizagem são apresentados na Tabela 3.1. Para exemplos de módulos concluídos, ver o apêndice B.

Figura 3.1: *Componentes de instrução do módulo*

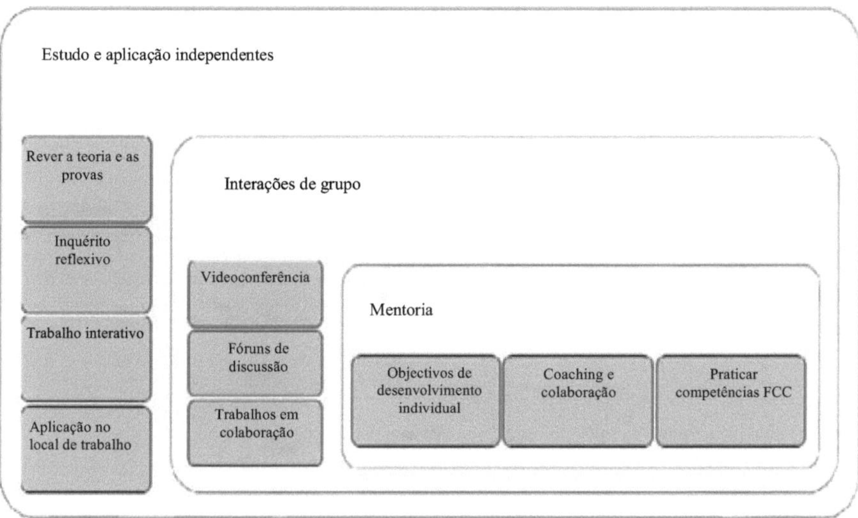

Tabela 3.1: *Descrição do conteúdo e objectivos do curso em linha do FCC*

Módulo 1: FCC: Elementos essenciais		
Entrega	**Objectivos de aprendizagem** No final desta lição, os alunos serão capazes de	**Actividades de aprendizagem**
Aprendizagem autónoma ***ver anexo para o esquema da aula***	• Identificar os pontos fortes e as áreas de oportunidade na prática de FCC do aluno • Identificar as caraterísticas essenciais da FCC • Descrever formas de identificar a diversidade cultural e modificar os cuidados para ir ao encontro dos valores da família • Aplicar estratégias para promover a auto-eficácia, a capacitação e o envolvimento dos pais • Praticar competências de escuta ativa e estratégias para uma troca de informações eficaz, de acordo com as necessidades e capacidades da família	• Ler o módulo e responder a perguntas de reflexão • Completar e analisar a autoavaliação do MPOC-SP • Elaborar um plano pessoal para desenvolver competências em comportamentos FCC relevantes para o local de trabalho • Entrevistar e observar uma família • Refletir e publicar um artigo num diário sobre as lições aprendidas com a entrevista e a observação, e responder às publicações em linha de dois colegas

Chat virtual -■*ver apêndice IIpara o esquema da aula*	• Apresentação dos participantes no curso • Definir os termos "Família" e FCC • Identificar e analisar os principais aspectos da FCC no local de trabalho dos participantes	• Trabalhos de reflexão para identificar pontos de vista implícitos sobre a "família" e a parentalidade através de trabalhos de reflexão • Identificar os valores deFCC • Partilhar narrativas sobre experiências com famílias de clientes
Peermentoring **ver apêndice III para o esquema da aula*	- Identificar os objectivos pessoais e o processo de colaboração	• Auto-apresentação • Completar mapas de ajuda colaborativa para cada mentor • Elaborar um acordo de tutoria
Módulo 2: Implementação da FCC: processos e mecanismos para o local de trabalho		
Entrega	**Objectivos de aprendizagem**	**Actividades de aprendizagem**
Aprendizagem autónoma	• Aplicar três técnicas de definição de objectivos e de coaching em colaboração • Indicar quatro avaliações da FCC • Administrar uma FCC a uma família	• Analisar materiais educativos baseados em provas: Folhas de FCS do CanChild Centre (Law, et al, 2003) • Descrever e comparar instrumentos de avaliação da família:
	- Descrever um processo FCC eficaz	• Questionário e entrevista sobre a qualidade de vida da família (FQOL) (Centro de praia: Hoffman, Marquis, Poston, Summers, & Turnbull, 2006) • Questionários de apoio à família e de recursos (Dunst, Trivette, & Deal, 1988) • Modelo explicativo oito perguntas (Kleinman, 1987) • Perguntas sobre as preocupações e esperanças dos pais (Cohn, Kramer, Schub, & May-Benson, 2014) • Medida dos processos de cuidados 56/20 (King etal., 1995) • Selecionar, administrar e interpretar uma avaliação para uma família à sua escolha • Refletir e publicar um diário sobre as lições aprendidas com esta experiência; responder a dois colegas

Chat virtual	• Aplicar os comportamentos da FCC em cenários simulados. • Avaliar os comportamentos de FCC do próprio e dos outros. • Analisar a FCC numa perspetiva sistémica.	• Refletir sobre as experiências de entrevista e observação com os participantes no curso • Jogo de papéis para simular a FCC • Analisar estudos de caso • Analisar e discutir um modelo de sistemas para compreender os factores facilitadores e inibidores da adoção da FCC.
Mentoria	- Acompanhar os progressos e identificar as próximas etapas.	- Rever os mapas de ajuda colaborativa e os progressos no sentido dos objectivos pessoais
Módulo 3: A parceria: colaboração e definição de objectivos		
Entrega	**Objectivos de aprendizagem**	**Actividades de aprendizagem**
Aprendizagem autónoma -▪***ver apêndice IV para o esquema da aula***	• Identificar estratégias de colaboração com as famílias • Aplicar estratégias de colaboração no local de trabalho • Estabelecer um gráfico de acompanhamento da escala de cumprimento dos objectivos	• Rever o modelo de prestação de serviços em colaboração • Estabelecer objectivos de forma colaborativa com uma família na prática • Publicar um registo diário sobre a experiência e responder a duas mensagens de colegas
Chat virtual	- Demonstrar duas estratégias para colaboração efectiva e troca de informações entre a equipa interprofissional e uma família	- Atividade de grupo para colaborar resolver um problema; analisar as componentes facilitadoras e dificultadoras - Encenar e discutir cenários de trabalho em equipa e em família
Peermentoring	- Acompanhar os progressos e identificar as próximas etapas	- Rever os mapas de ajuda colaborativa e os progressos realizados na consecução dos objectivos pessoais
Módulo 4: O quadro geral: promover a FCC no local de trabalho		
Entrega	**Objectivos de aprendizagem**	**Actividades de aprendizagem**

Aprendizagem autónoma	• Avaliar o processo FCC existente e o trabalho de colaboração com as famílias e as equipas • Identificar os pontos fortes e as áreas de oportunidade no seu próprio desempenho FCC • Identificar dois desafios e duas soluções potenciais para melhorar a adesão às caraterísticas essenciais da FCC	• Desenvolver um fluxograma dos processos da FCC no local de trabalho • Analisar uma gravação de vídeo do formando a interagir com um cliente e uma família para avaliar os comportamentos do FCC • Refletir e publicar no fórum de discussão as lições aprendidas com a análise do vídeo; responder a duas mensagens de colegas • Completar uma pós-avaliação do MPOC 56/20 e avaliar o desenvolvimento pessoal
Chat virtual	- Descrever duas estratégias para melhorar a prestação de FCC através do trabalho em equipa interprofissional no local de trabalho	• Discutir os desafios do local de trabalho. • Desenvolver em conjunto um "kit de ferramentas" para o fornecedor da FCC, incluindo as principais "mensagens a retirar" aprendidas no curso e formas de apoiar a implementação
Peermentoring	• Identificar três estratégias para melhorar a autocompetência e a liderança • Identificar três objectivos individuais de aprendizagem e desenvolvimento profissional para monitorizar e atingir com a tutoria	• Refletir e debater os progressos realizados na consecução dos objectivos identificados • Desenvolver novos mapas de ajuda para o desenvolvimento profissional futuro • Planear como a relação de tutoria será utilizada no futuro

Barreiras e desafios à implementação.

A principal barreira à implementação deste curso é a falta de uma necessidade identificada ou de interesse em aprender sobre FCC. Os esforços de marketing que realçam a contribuição do CCF para a qualidade dos cuidados e a satisfação dos prestadores, bem como a medição dos actuais comportamentos de CCF (i.e. MPOC-20) podem ajudar a aumentar o interesse e o reconhecimento de uma necessidade. Mesmo com interesse, os prestadores de cuidados e os locais de trabalho podem deparar-se com desafios para encontrar horários convenientes para as reuniões e para compensar os custos. No que diz respeito às realidades práticas, o curso foi concebido para maximizar a acessibilidade e minimizar os inconvenientes para os prestadores e os seus clientes. O formato online permite flexibilidade, uma vez que os participantes podem completar a aprendizagem online quando lhes for conveniente, durante ou após o horário de trabalho, e o conteúdo pode ser dividido em lições mais curtas que requerem menos tempo. Este formato também ajuda a reduzir os custos de deslocação e a perda de horas de tratamento para os participantes ou para a sua organização.

A cultura do local de trabalho é outro fator que influencia fortemente a motivação e a aprendizagem (King, 2009a). A cultura do local de trabalho, bem como os factores pessoais, podem ter impacto na energia emocional e cognitiva dos participantes dedicada à aprendizagem. As culturas de apoio e positivas no local de trabalho permitirão uma maior motivação para participar e implementar as lições aprendidas. Finalmente, o medo da mudança pode causar frustração e ansiedade e limitar a aprendizagem e a implementação de novas aprendizagens na situação de prática (Kolehmainen & Francis, 2012). Um programa cuidadosamente concebido e adaptado aos interesses dos participantes, aos desafios relevantes e aos objectivos pessoais de desenvolvimento profissional ajudará a aumentar a motivação para a aprendizagem e a aplicação à prática (Dunst etal.,2011).

Capítulo 4

Plano de avaliação

Introdução

Os cuidados centrados na família (CCF) são recomendados como "melhores práticas" numa variedade de contextos de serviços pediátricos. No entanto, os profissionais de várias áreas de saúde relatam uma luta constante com a implementação dos conceitos de CCF na prática (Bamm & Rosenbaum, 2008; Graham, Rodger, & Ziviani, 2008; Lawlor & Mattingly, 1998; MacKean, Thurston, & Scott, 2005). Por conseguinte, o programa proposto, *Better Together* (BT), é um curso de desenvolvimento profissional em linha que visa preparar os profissionais para aplicarem eficazmente as melhores práticas de FCC nas suas interações diárias com os clientes.

O curso será oferecido a profissionais e administradores interprofissionais que trabalham com famílias. O conteúdo do programa foi baseado nos resultados de uma extensa revisão da literatura que examina os factores que levam a desafios na implementação do FCC e os meios eficazes para remediar e preparar os profissionais para uma implementação bem sucedida do FCC (American Academy of Pediatrics, 2012; King & Chiarello, 2014). Foi desenvolvido um manual do programa de acordo com as melhores práticas actuais para a aprendizagem de adultos e evidências recentes sobre os elementos essenciais do FCC (Brown & Woods, 2012; Dunst & Trivette, 2009; Dunst, Trivette, & Deal, 2011). O curso em linha incluirá materiais de leitura e vídeos de estudos de caso, conversas virtuais por videoconferência, discussões escritas em linha e tarefas individuais para aplicar a aprendizagem teórica na prática quotidiana dos participantes. A maior parte da instrução será dada pelo criador do programa e complementada com palestras / histórias contadas por membros da família (pais e irmãos) e leituras. Um **modelo lógico** que apresenta os recursos do BT, a teoria de apoio, as actividades e os resultados desejados é apresentado no Anexo C.

Embora existam muitas evidências sobre os benefícios do CCF, são escassos os estudos publicados que avaliam a eficácia dos programas que preparam os profissionais para fornecerem CCF com competência. Esta falta de informação torna difícil determinar as melhores formas de conceber e implementar um curso ou de antecipar os resultados. Assim, o plano de avaliação do BT é desenvolvido para resolver este problema e fornecer informações orientadoras para o desenvolvimento futuro do programa. O plano de avaliação inclui uma proposta de avaliação do programa e uma proposta de investigação com um único tema, ambas descritas nas secções seguintes.

Proposta de avaliação do programa

Esta avaliação do programa foi concebida para avaliar o curso *Better Together (BT),* um curso de desenvolvimento profissional em linha destinado a preparar os profissionais para exercerem a sua atividade com base numa abordagem centrada na família. Os principais resultados a serem avaliados são: (1) Mudança no desempenho da FCC dos participantes no curso (sumativa) medida pela mudança real nas competências e comportamentos da FCC usando um questionário; e, (2) Satisfação com a experiência de aprendizagem (formativa) avaliada por inquéritos de feedback durante e após o curso. Serão realizados grupos de discussão com os potenciais participantes no curso para obter dados preliminares que permitam identificar a perspetiva dos participantes sobre as competências que teriam de desenvolver para melhorar a sua capacidade de prestar FCC.

Os dados recolhidos a partir desta avaliação são necessários para demonstrar o valor e o impacto do programa. Se o valor do curso on-line for estabelecido, servirá como um "ponto de venda" central para convencer os profissionais, empregadores e organizações a investir o tempo e o dinheiro necessários neste curso. Estes dados também serão importantes para melhorar o conteúdo e a estrutura do curso, de modo a aumentar a qualidade da aprendizagem.

Os resultados da avaliação serão partilhados com um vasto leque de partes interessadas (e/ou utilizadores previstos), que incluem aqueles que pagam o curso, incluindo profissionais, organizações, companhias de seguros de saúde, potenciais empresas de formação contínua (como distribuidores) e as pessoas que beneficiarão dos conhecimentos clínicos melhorados dos participantes no curso, que são os consumidores de cuidados de saúde e as suas famílias. Outra parte interessada é o criador do curso (eu próprio). Mais informações sobre os utilizadores da informação, o seu interesse no curso e na avaliação do programa são apresentadas na Tabela 4.1.

A Figura 4.1 abaixo apresenta uma ilustração gráfica geral de uma avaliação de programa em quatro fases processo. A lógica e os componentes de cada fase serão descritos nas secções seguintes.

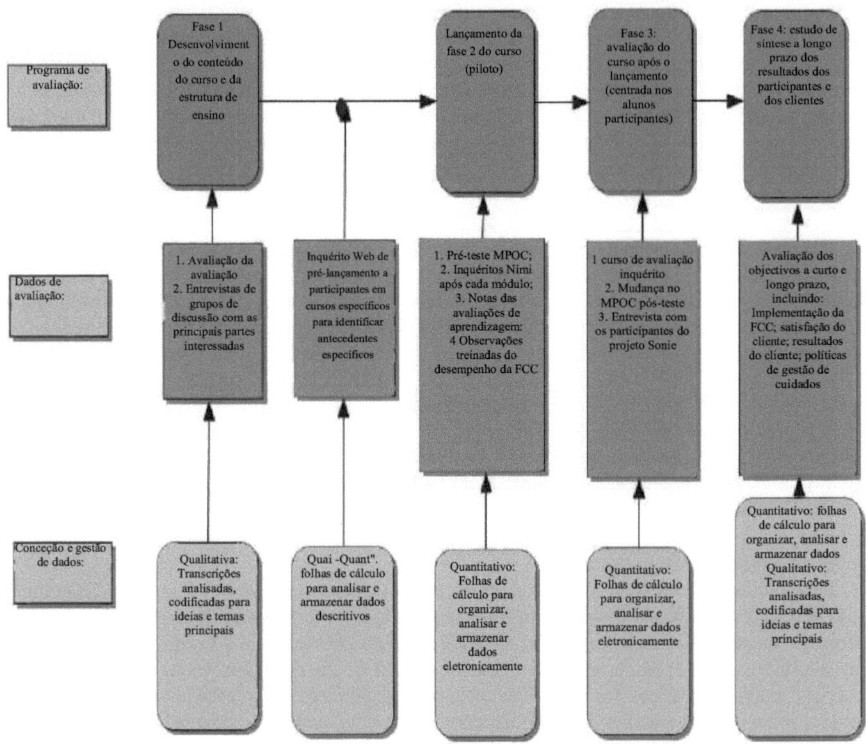

Figura 4.1: *Conceção do programa de avaliação*

Avaliação da avaliabilidade.

O curso em linha BT foi desenvolvido na esperança de responder às necessidades dos profissionais de diferentes profissões e ambientes diversos. Por isso, uma equipa de avaliação deve ser recrutada a partir de uma variedade de origens e de diferentes culturas e ambientes. Os potenciais participantes incluem os consultores do projeto OTD (especialistas em cuidados centrados na família, aprendizagem de adultos e investigação), profissionais interprofissionais (OT, PT, assistente social, enfermeiro e médico) que trabalham com famílias em diferentes contextos (hospitalar e ambulatório, escolar e outros), administradores e membros da família. Idealmente, as conversas com a equipa de avaliação serão conduzidas sob a forma de um grupo de discussão ou, se tal não for possível, num formato individual (presencialmente, por telefone ou por videoconferência). Numa primeira fase, serão partilhadas com os membros da equipa informações sobre os objectivos e as principais caraterísticas do curso. A informação adicional que será brevemente partilhada inclui

- Evidências de apoio sobre a importância e os benefícios dos serviços de cuidados centrados na família, no que diz respeito a crianças, famílias, prestadores, organizações e pagadores.
- As actuais políticas de cuidados de saúde, incluindo o modelo Medical Home e o Affordable Care Act, para ligar os cuidados centrados na família a cuidados coordenados, de qualidade e centrados no paciente.
- O modelo lógico do programa com evidências sobre as melhores práticas na programação do desenvolvimento profissional e as caraterísticas essenciais para preparar os profissionais para prestarem cuidados centrados na família, tal como identificado na literatura, será benéfico para demonstrar a lógica da estrutura do programa.

A avaliação incluirá uma discussão sobre até que ponto a estrutura e o conteúdo do programa podem atender às necessidades dos membros e dos grupos que eles representam. Espero aprender mais sobre os objectivos individuais de cada membro e que tipo de informação de avaliação é importante para ele ou ela. Assim, poderei aperfeiçoar o programa de avaliação e o curso em conformidade. Em caso de interesses opostos ou de falta de acordo, iniciarei conversas mais aprofundadas para ver se é possível negociar uma situação "win-win" em que todas as necessidades sejam satisfeitas.

Objetivo principal da avaliação

Os principais objectivos centrais do programa de avaliação são descritivos e causais, através da utilização de uma avaliação formativa e sumativa combinada. Uma vez que se trata de um novo programa, os dados descritivos serão utilizados para informar o desenvolvimento do curso e para avaliar o cumprimento do objetivo do programa (ou seja, melhorar as competências FCC dos participantes e a sua satisfação).

Uma vez estabelecido o modelo de execução e de avaliação, será necessário um estudo preliminar, a nível piloto, sobre o objetivo central causal para responder à pergunta: "O programa produz mudanças que são consistentes com os benefícios previstos do programa?" Nas fases 2 e 3, será efectuado um estudo de resultados sumativos antes e depois, pré-teste e pós-teste, com um grupo. A variável dependente será contínua para medir a mudança no domínio do FFC de acordo com uma medida padrão do FCC, Measures ofProcesses of Care (MPOC; King, Rosenbaum, & King, 1995). Este questionário tem duas versões: um relatório dos pais e um auto-relatório. Ambas as versões serão utilizadas no pré-teste e no pós-teste.

Também será utilizado um modelo de previsão que envolverá a análise de regressão. O objetivo será prever a variável dependente com base nos valores de uma ou mais variáveis independentes e responder à pergunta: "Que factores prevêem o sucesso dos participantes na aprendizagem dos cuidados centrados na família? As potenciais variáveis independentes que prevêem a variável dependente incluem antecedentes profissionais, necessidades e desejos identificados dos participantes, estilo de aprendizagem, desempenho nas tarefas do curso e outras informações. Cada variável independente será codificada como um valor numérico. Com o uso de uma estatística de regressão, a força da relação entre qualquer combinação de variáveis independentes/preditoras e a variável dependente pode ser explorada.

Questões de avaliação

As perguntas de avaliação foram desenvolvidas tendo em conta os vários utilizadores previstos para a avaliação, também conhecidos como partes interessadas. Bryson e Patton (2010) sublinham a importância de identificar os principais grupos de partes interessadas e as questões que são relevantes para cada grupo. A Tabela 1 apresenta as perguntas de avaliação de acordo com os interesses de cada grupo de partes interessadas:

Quadro 4.1: *Interesse dos principais grupos de intervenientes na avaliação do programa*

Principais grupos de interessados	Interesse pelo curso	Questões a colocar na avaliação do programa
Crianças	Melhorar as competências e a participação em actividades profissionais significativas	O profissional está a ajudar-me a fazer melhor as coisas que quero e preciso de fazer em casa e com a minha família?
Membros da família	Receber as melhores práticas em matéria de cuidados, tendo em conta as necessidades da família	O médico, a equipa de cuidados e a agência estão a ouvir-me, a respeitar os valores e as prioridades da família e a adaptar os cuidados de acordo com as necessidades e os desejos da minha família?
Profissionais	Proporcionar as melhores práticas, ou seja, cuidados centrados na família (CCF), para aumentar a satisfação no trabalho e reduzir o esgotamento	De que forma é que os esforços dos profissionais para aplicar a FCC têm impacto nos resultados dos clientes, na satisfação das famílias e na satisfação dos profissionais?
Administradores / decisores políticos	Melhorar a satisfação e a eficácia dos clientes e dos trabalhadores, reduzir os custos relacionados com os cuidados e a rotação de pessoal	A FCC ocorre de facto no local de trabalho? Que políticas e procedimentos podem apoiar a implementação do FCC?
Pagadores de serviços (ou seja, companhias de seguros)	O encaminhamento para agências com formação em FCC pode resultar em custos mais baixos para os serviços	Os custos dos serviços são reduzidos após a formação da FCC? A eficácia das intervenções é melhorada? Satisfação dos membros?
Formação contínua (distribuidores)	Os profissionais interessados pagarão o curso	Os profissionais estão a demonstrar interesse e disponibilidade para pagar? Feedback dos profissionais após o curso?

Criador do curso	Êxito e utilidade do curso	**Resultados:** O programa funciona? Ele faz o que se propõe a fazer? Os profissionais estão a implementar comportamentos de cuidados mais centrados na família na sua prática diária? Os clientes estão a beneficiar desta mudança? **Eficácia em termos de custos:** Quanto tempo e dinheiro vai ser gasto no programa? Este custo será devolvido como resultado das novas competências (rendimento, resultados para o cliente, maior eficiência para a agência) **Resultados:** Quantos participantes estão registados no curso? Como é que o
		serviços envolvidos no curso a ser oferecido (estrutura do curso, instrução)? **Eficiência:** A utilização dos recursos é óptima para uma aprendizagem mais eficiente? **Qualidade do serviço:** Que melhorias são necessárias para melhorar a qualidade do curso e responder melhor às necessidades dos alunos? **Satisfação do cliente:** Quais são os elementos do curso que geram maior satisfação? Que alterações são necessárias para aumentar a satisfação dos formandos e das partes interessadas?

Âmbito da avaliação e abordagem de recolha de dados

A avaliação terá lugar antes do início do curso, durante o curso e após a conclusão do curso. A avaliação incidirá sobre todos os participantes no curso (aproximadamente 10-15), que serão profissionais e administradores de diferentes profissões. Serão recolhidas informações adicionais dos clientes dos participantes (pais de crianças que recebem serviços de saúde) durante o pré-teste e o pós-teste. Em caso de desistência, os dados também serão explorados para identificar as causas do abandono. Todos os dados serão recolhidos utilizando tecnologia assistida pela Web, incluindo videoconferência para grupos de discussão e entrevistas, inquérito de satisfação baseado na Web e questionários MPOC, e trabalhos do curso apresentados e classificados virtualmente. Como se pode ver na Tabela 2 (p.10), o projeto de avaliação inclui 4 fases, que incluem diferentes medidas e abordagens de recolha de dados.

Quadro 4.2: *Fases da avaliação e abordagem da recolha de dados*

	Tempo	**Dados recolhidos**
Fase 1	Antes do início do curso (para informar o desenvolvimento do conteúdo do curso e dos métodos de ensino)	-Avaliação da avaliabilidade - grupos de discussão (qualitativos) -**Grupo** focal com representantes dos principais grupos de partes interessadas, a fim de estabelecer a estrutura e a validade do conteúdo (qualitativo) -**Inquérito** de pré-lançamento a um grupo de potenciais participantes no curso para conhecer as suas caraterísticas profissionais específicas antecedentes, necessidades, desejos, estilos de aprendizagem preferidos e principais desafios da FCC (métodos mistos)

Fase 2	Início do curso	- **Pré-teste O questionário padrão MPOC** é administrado em duas formas: um relatório dos pais sobre o participante e uma autoavaliação do participante (quantitativa) - **Notas de** trabalhos de curso sobre trabalhos de curso, de acordo com diretrizes e rubricas específicas para garantir uma classificação consistente - **"Autoavaliação** por cada participante da sua implementação de cuidados centrados na família na prática, conforme observado num vídeo de si próprio (reflexão quantitativa + qualitativa), em comparação com a **classificação de peritos** (classificação do instrutor do curso).
Fase 3	Fim do curso	**Inquérito** de avaliação do curso pós-participação (método misto) -Pós-teste **do questionário MPOC:** relato dos pais e auto-relato -**Entrevista** com alguns participantes (qualitativa)
Fase 4	3-6 meses após o fim do curso	Estudo sumativo a longo prazo dos resultados dos participantes e dos clientes (Incluindo: mudança na implementação da FCC; satisfação do cliente; resultados do cliente; políticas de gestão de cuidados) Os dados serão recolhidos utilizando métodos mistos de **entrevistas, observações treinadas e administração de MPOC** a profissionais e clientes no local de trabalho.

Conceção e métodos de investigação

O programa de avaliação utilizará uma abordagem combinada que inclui métodos qualitativos e quantitativos. A Tabela 2 (p. 10) elabora as medidas e abordagens de recolha de dados que foram descritas na Figura 1 (p. 3). Uma componente principal da conceção da investigação a utilizar na avaliação do curso de BT é uma conceção de efeitos fixos para avaliações longitudinais (Henry, 2010), também descrita como um estudo prospetivo quase experimental de medidas repetidas (Watson et al, 2010). Esta conceção inclui uma metodologia pré-teste-pós-teste com o MPOC para medir as competências de FCC, com os participantes a servirem como os seus próprios controlos e sem grupo de comparação. Ao comparar indivíduos com eles próprios, os modelos de efeitos fixos eliminam qualquer enviesamento nas estimativas de efeito que seja atribuível a diferenças entre estudantes que não variam ao longo do tempo.

Plano de gestão de dados

A informação quantitativa será organizada eletronicamente no computador pessoal do avaliador principal em folhas de cálculo. Algumas informações serão introduzidas pelo avaliador (como as notas dos trabalhos da disciplina) e outras serão automaticamente organizadas e enviadas ao investigador através de um software de inquéritos (incluindo o MPOC e o inquérito de satisfação). A informação qualitativa será organizada eletronicamente através de gravações vídeo ou áudio de entrevistas e grupos de discussão, os documentos Word conterão transcrições das gravações e a informação verbal das perguntas abertas do inquérito. É imperativo nomear e numerar os participantes e os dados correspondentes de forma exacta e sistemática para garantir a confidencialidade, comparar as pontuações pré-pós e identificar a mudança de competências. Para evitar perdas, todos os dados serão armazenados virtualmente num sistema de nuvem (ou seja, software Dropbox) e em pen drives.

Análise de dados e elaboração de relatórios

Devido ao vasto leque de análises quantitativas e qualitativas necessárias, o investigador principal terá orientação estatística e qualitativa profissional. Antes da recolha de dados, será contratado um estatístico para prestar aconselhamento sobre as melhores análises estatísticas e a forma de as efetuar. Os dados qualitativos (de grupos de discussão, entrevistas e perguntas abertas em inquéritos) serão transcritos, codificados e analisados quanto aos temas. A triangulação e a verificação cruzada serão utilizadas para aumentar a fiabilidade e a validade. O investigador consultará os entrevistados e um consultor de investigação contratado para obter feedback sobre a exatidão e a qualidade da interpretação (Kruger & Casey, 2010).

Relatar e comunicar eficazmente os resultados da avaliação será uma componente essencial do sucesso futuro do programa e da sua adoção em outros contextos. Grob (2010) sugere que, para causar impacto, os redactores de relatórios devem atender a três elementos principais. O primeiro diz respeito à mensagem: O que é que as pessoas devem recordar depois de lerem o relatório e como é que os pontos "a reter" podem ser claros e acionáveis? O segundo tem a ver com a identificação do público e a adaptação da informação fornecida de acordo com as suas necessidades, desejos, interesses e aspectos práticos. O elemento final para causar impacto é o meio através do qual a mensagem é transmitida. O meio pode incluir relatórios verbais ou escritos, gráficos, diapositivos ou conferências. O relatório impactante deve ser claro e conciso para destacar as informações mais importantes, relevantes e acionáveis. A utilização de recursos visuais (tabelas, gráficos, caixas) e uma apresentação organizada e profissional também são úteis para transmitir os principais resultados, conclusões e acções necessárias.

Proposta de estudo de tema único

O objetivo deste estudo de investigação de sujeito único é medir a mudança na implementação de comportamentos centrados na família por parte de um profissional após a participação no curso de BT. O estudo foi concebido para responder à questão de investigação: os comportamentos centrados na família dos profissionais mudam após a participação num curso de desenvolvimento profissional?

Participantes

Os participantes no estudo incluirão 3 ou mais profissionais de terapia ocupacional ou outros profissionais que trabalhem com crianças e suas famílias e que estejam dispostos a participar na intervenção do curso de desenvolvimento profissional em linha de formação contínua. De preferência, os profissionais representarão diferentes contextos clínicos, por exemplo, escola, internamento e ambulatório, para maior generalização. Os critérios de inclusão incluirão profissionais licenciados que trabalham atualmente a tempo inteiro com famílias e crianças, com pelo menos dois anos de experiência anterior na sua área clínica. Não serão utilizados métodos de seleção normalizados.

Definição

O cenário para as avaliações repetidas será o ambiente clínico dos participantes, nomeadamente o seu local de trabalho, onde cada participante terá a oportunidade de implementar as lições aprendidas no curso. O cenário do curso de BT, a intervenção, será virtual, uma vez que o curso é ministrado num formato em linha.

Variável dependente

A variável dependente é o comportamento centrado na família (FCB) aplicado na prática quotidiana. A definição operacional de CFC será uma pontuação no The Measure ofProcesses of Care (King et al., 1995), que é um questionário padrão utilizado para avaliar o enfoque familiar de um profissional; existem várias versões disponíveis. A escala avalia 5 domínios: capacitação e parceria; fornecimento de informações gerais; fornecimento de informações específicas sobre a criança; cuidados coordenados e abrangentes; cuidados respeitosos e de apoio. As respostas são dadas numa escala de 7 pontos, em que 7 representa "em grande medida", 4 representa "às vezes" e 1 indica "nunca". De acordo com Cunningham e Rosenbaum (2014), nos últimos 20 anos, desde o seu desenvolvimento, o MPOC foi objeto de 107 estudos, utilizado em vários contextos em 11 países e traduzido para 14 línguas. A informação psicométrica, incluindo a fiabilidade, a validade e a sensibilidade às mudanças ao longo do tempo, foi considerada elevada em numerosos estudos (Cunningham & Rosenbaum, 2014). Não é necessária qualquer formação específica para pontuar o MPOC e este pode ser preenchido pelos pais ou pelos profissionais de saúde.

A versão MPOC-Prestador de Serviços (MPOC-SP; Woodside, Rosenbaum, King, & King, 1998) é uma autoavaliação de 27 itens. Uma vez que o preenchimento do MPOC-SP pode ser complicado para os participantes e menos eficaz como medida repetida, foi desenvolvida uma versão modificada de lista de verificação contendo 22 itens do MPOC-SP para ser utilizada no estudo de um único sujeito (ver Anexo I para amostra da lista de verificação).

O MPOC-56 será utilizado como medida pré-teste-pós-teste do FCB. Trata-se de um questionário de 56 itens utilizado para avaliar as percepções dos pais sobre os serviços que eles e os seus filhos recebem. O objetivo da utilização do MPOC-56 neste estudo é duplo: (a) recolher medidas pré-pós dos comportamentos centrados na família do sujeito, medidos na perspetiva dos pais; e (b) obter validação das medidas de auto-relato repetidas realizadas pelos participantes no estudo (na lista de verificação MPOC modificada).

Variável independente (a intervenção)

A variável independente é o curso de desenvolvimento profissional em linha Better Together. O conteúdo do curso foi desenvolvido de acordo com os resultados de uma extensa revisão da literatura que examina os factores que levam a desafios com a implementação do FCC e os meios eficazes para remediar o problema e preparar os profissionais para uma implementação bem sucedida (American Academy of Pediatrics, 2012; King & Chiarello, 2014). O curso incluirá 4 módulos semanais que incluirão materiais de leitura e vídeos de estudos de caso, conversas virtuais por videoconferência, discussões escritas em linha e tarefas individuais para aplicar a aprendizagem teórica na prática diária dos participantes. A maior parte da instrução será dada por um instrutor treinado e complementada com palestrantes convidados, histórias contadas por membros da família (pais e irmãos) e leituras. O instrutor deve possuir as seguintes qualificações: (a) ser um profissional certificado e licenciado; (b) ter uma vasta experiência de trabalho com famílias e com equipas interprofissionais; (c) ter formação e experiência no ensino on-line; e (d) demonstrar proficiência no manual do curso.

O manual do curso foi desenvolvido de acordo com as melhores práticas actuais para a aprendizagem de adultos e com os dados recentes sobre os elementos essenciais do FCC (Brown & Woods, 2012; Dunst & Trivette, 2009; Dunst, Trivette, & Deal, 2011). O manual fornece um protocolo de curso claro e toda a fundamentação teórica necessária, esboço e conteúdo das aulas, exercícios, tarefas, rubricas de avaliação, anúncio aos alunos, etc. Para se manter fiel ao protocolo, o processo de instrução será totalmente documentado (incluindo correspondência escrita com o aluno, conversas gravadas em direto, feedback sobre os trabalhos) e será visto pelo criador do curso e por outros especialistas em conteúdos para determinar a fidelidade aos elementos fundamentais da estrutura do curso e da base de conhecimentos.

Embora a adesão ao protocolo seja importante, a instrução personalizada que tem em conta as necessidades e capacidades dos alunos é também essencial para uma aprendizagem eficaz. Um aspeto principal da conceção de um único estudo é a capacidade de modificar a intervenção. Assim, com base no desempenho nas diferentes tarefas e medidas repetidas, o instrutor poderá modificar o plano para adicionar apoio de acordo com as áreas de necessidade, ou fornecer menos foco em áreas que foram dominadas pelo participante.

Conceção da investigação

Um projeto AB de sujeito único com vários sujeitos foi concebido para avaliar o impacto do curso de desenvolvimento profissional BT na aplicação do BFC pelos participantes na sua prática. Para estabelecer uma linha de base (a fase A), os participantes completarão a medida MPOC-SP modificada no final de cada dia de trabalho durante 5-8 dias antes do curso (a intervenção), colocando uma marca de verificação ao lado de cada comportamento centrado na família que se lembrem de ter utilizado nesse dia. Durante a intervenção (fase B), os participantes participarão em oito semanas do curso em linha BT. Nesta fase, os participantes irão verificar a lista uma vez por semana de trabalho (por exemplo, todas as quartas-feiras - com referência ao dia da conclusão da lista de verificação) durante a intervenção. Além disso, o MPOC-56 será administrado antes e depois da intervenção aos pais dos clientes dos participantes. A Figura 1 apresenta uma representação visual do processo.

A hipótese é que a participação no curso irá aumentar o número de BFC implementadas no local de trabalho. Embora seja concebível uma tendência ascendente durante a fase de referência, devido à aprendizagem com o instrumento, a minha hipótese é que os participantes no curso

apresentem uma melhoria significativa na implementação de BFC durante a fase B.
Figura 4.2: *Representação gráfica da conceção da SSD*

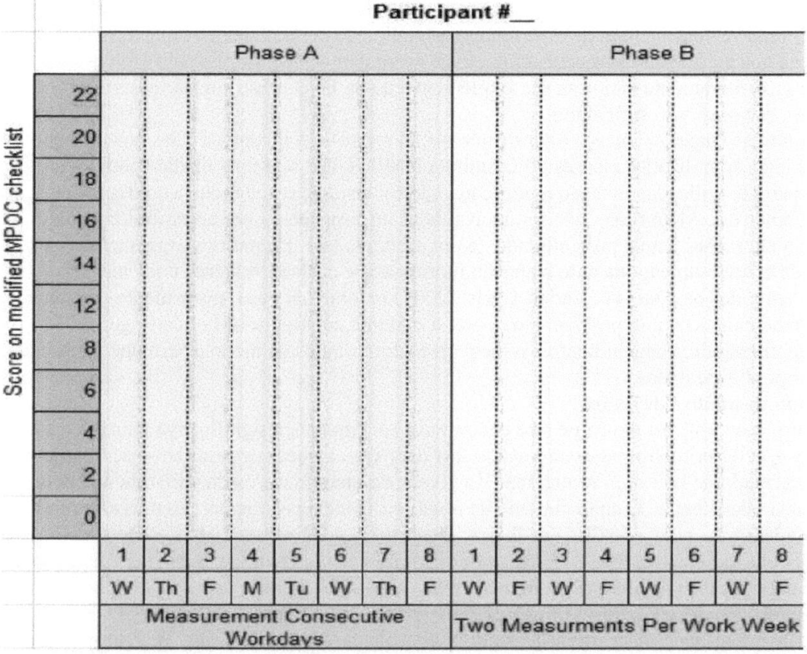

Participant #__

	Phase A								Phase B							
Score on modified MPOC checklist: 22, 20, 18, 16, 14, 12, 8, 6, 4, 2, 0																
	1	2	3	4	5	6	7	8	1	2	3	4	5	6	7	8
	W	Th	F	M	Tu	W	Th	F	W	F	W	F	W	F	W	F
	Measurement Consecutive Workdays								Two Measurments Per Work Week							

Validade interna e controlo experimental

A conceção do estudo atual está exposta a três ameaças principais à validade interna, nomeadamente a *história, a repetição de testes* e *a instrumentação.* Christ (2007) explica que "as ameaças à validade interna são normalmente excluídas em função *tanto* da conceção de um estudo como dos resultados de um estudo" (2007, p.452). Nesta secção, cada ameaça será definida juntamente com preocupações experimentais para identificar e atenuar essas ameaças.

Em primeiro lugar, a ameaça da história reconhece eventos intervenientes que influenciam os resultados da medição; qualquer evento pessoal ou profissional que possa ocorrer durante a experiência de linha de base tem o potencial de afetar os comportamentos que um profissional exibe com os seus clientes (como com qualquer outra pessoa). Christ (2007) sugere que a utilização de uma conceção de linha de base múltipla com um único sujeito, bem como a repetição das experiências com sujeitos diferentes, são úteis para controlar todas as ameaças acima referidas. O estudo atual incluirá, por conseguinte, um mínimo de oito medidas de linha de base em pelo menos três sujeitos (o que também servirá de apoio a estatísticas mais avançadas). Com base nos resultados do estudo, a ausência de uma mudança abrupta na linha de base excluirá a influência do historial. Uma mudança inesperada na tendência pode então ser mais explorada e avaliada para identificar se, de facto, existem factores externos (história) que influenciam o desempenho do participante. O historial também pode influenciar a aprendizagem durante a fase de intervenção. Os factores a considerar são a doença pessoal, a doença ou emergência familiar e as viagens.

Em segundo lugar, a ameaça do teste à validade interna refere-se à influência do teste ou da medição na variável dependente. Neste estudo, a medida repetida é uma autoavaliação que utiliza uma lista de verificação do Comportamento Centrado na Família (CFC) numa base frequente. É de esperar que a simples exposição aos componentes do FCB provoque uma reflexão e uma maior consciencialização da prática do FCB e, potencialmente, altere os comportamentos dos participantes, mesmo sem uma intervenção. Mais uma vez, a utilização de vários pontos de dados de base num pequeno número de indivíduos pode indicar a influência dos testes. A magnitude desta ameaça tornar-se-á evidente quando se traçarem os dados e se identificarem as tendências. Embora os testes sejam de facto uma ameaça, a melhoria a partir da linha de base não é um resultado indesejável, uma vez que se trata de uma mudança na direção certa. Espera-se que a participação no curso forneça aos participantes os conhecimentos e mecanismos necessários para efetuar uma mudança significativamente maior na sua implementação da FCB. Caso contrário, será útil saber que os testes, por si só, são suficientes.

Em terceiro lugar, a ameaça da instrumentação refere-se a inconsistências nos dispositivos de medição que são utilizados num estudo. Embora o MPOC-SP seja uma medida padrão válida e fiável amplamente utilizada, a versão modificada não foi testada, o que reduz a confiança na sua solidez psicométrica. Além disso, não foram avaliadas informações sobre a sensibilidade da versão modificada a alterações nem a possibilidade de um efeito de teto. Há muita margem para subjetividade e enviesamento na autoavaliação modificada e o preenchimento pode não ser consistente em todos os pontos de dados. Christ (2007) recomenda que o instrumento e a condição sejam tão semelhantes quanto possível para obter a máxima consistência. Por conseguinte, a medida, o momento de preenchimento e o local serão controlados de modo a permanecerem iguais em todos os pontos de dados.

Plano de análise de dados

A hipótese deste estudo é que será encontrada uma mudança significativa entre as tendências das fases A e B. O primeiro passo na análise dos dados será traçar os resultados de acordo com o gráfico apresentado na Figura 2. A alteração do nível e da quantidade ou da variabilidade pode então ser examinada visualmente. O aparecimento de possíveis tendências orientará as decisões relativas às estatísticas adequadas para a análise dos dados. Qualquer tendência possível nos dados de base será confirmada com a estatística C e Z. Uma vez confirmada a tendência, as linhas de celeração serão analisadas para identificar alterações significativas da fase A para a fase B. Se não existir uma tendência significativa nos dados da linha de base, pode ser utilizada uma banda2SD e/ou um teste binomial para identificar uma alteração significativa da fase A para a fase B. Outra opção para confirmar uma alteração significativa da fase A para a fase B, dado que existirá um número igual de pontos de dados nas fases A e B, é a estatística C e Z para comparação de tendências...

Questões práticas a ter em conta

Uma questão prática que pode afetar a veracidade do estudo é o risco de os participantes sentirem a necessidade de reportar um determinado nível de FCB que assumem ser esperado pelo investigador ou pelo instrutor do curso, particularmente porque o instrutor do curso também vai classificar os trabalhos do curso e determinar a elegibilidade para a certificação. Por conseguinte, o instrutor do curso deve não ter conhecimento dos resultados do MPOC e, possivelmente, da identidade dos participantes no estudo, para reduzir os preconceitos tanto do instrutor como dos participantes. Para o efeito, um assistente de investigação não envolvido será responsável por toda a comunicação com os participantes relacionada com o estudo. O papel incluirá a explicação da confidencialidade (e o desconhecimento do instrutor da sua participação ou dos seus relatórios) e a recolha de dados.

Outra questão importante é assegurar a recolha de, pelo menos, 8 pontos de dados nas fases de base e de intervenção, a fim de efetuar testes estatísticos. Por conseguinte, deve ser reservado tempo suficiente para a recolha de dados de base antes do início programado do curso, para que se possa proceder a uma substituição no caso de faltarem pontos de dados.

Capítulo 5

Plano de financiamento

Os cuidados centrados na família (CCF) são recomendados como "melhores práticas" numa variedade de serviços pediátricos. No entanto, os prestadores de cuidados de saúde em várias áreas relatam uma luta contínua com a tradução dos conceitos de CCF para a sua prática (Bamm & Rosenbaum, 2008; Graham, Rodger, & Ziviani, 2008; Lawlor & Mattingly, 1998; MacKean, Thurston, & Scott, 2005). O programa proposto, *Better Together* (BT), foi desenvolvido para responder a esta necessidade e para preparar melhor os prestadores de serviços para integrar eficazmente as melhores práticas da FCC nas suas interações diárias com os clientes. O BT é um curso de desenvolvimento profissional on-line, com a duração de oito semanas, oferecido a profissionais e administradores interprofissionais que trabalham com crianças e suas famílias. O conteúdo e a estrutura do curso baseiam-se nos resultados de uma extensa revisão da literatura que examinou criticamente os factores que dificultam e facilitam a implementação de uma abordagem de FCC (American Academy of Pediatrics, 2012; King & Chiarello, 2014) e as melhores práticas na educação para o desenvolvimento profissional (Brown & Woods, 2012; Dunst, Trivette, & Deal, 2011; Knowles, Holton III, & Swanson, 2011).

O programa de financiamento apresentado reflecte os recursos e fundos necessários para o desenvolvimento, avaliação, entrega e disseminação dos cursos de BT. Os recursos locais disponíveis, os orçamentos dos recursos necessários e as potenciais fontes de financiamento são descritos de seguida. As oportunidades de financiamento são apresentadas de acordo com duas fases de implementação do curso BT. Na Fase 1, a fase piloto, o curso de BT será avaliado para examinar o efeito do curso na melhoria da implementação do CCF e na qualidade geral dos cuidados prestados pelos participantes no curso. O estudo de implementação e avaliação pode ter lugar na área de Tri-city de Michigan, EUA, e/ou em Haifa, Israel. Na Fase 2, o BT será oferecido como um curso comercial de educação continuada
(CE) curso de desenvolvimento profissional patrocinado por uma empresa de CE aprovada (como a Dynamic Learning On-line Inc. ou a Educational Resources Inc.) ou por uma empresa de ensino aberto em linha (como a Open School do Institute for Healthcare Improvement).

Recursos locais disponíveis

Os seguintes recursos locais manifestaram a sua disponibilidade para prestar serviços pro
bono
contribuições (sem custos) para o projeto BT:

- Amigos e colegas voluntários, incluindo profissionais que trabalham com famílias (novatos e experientes), administradores e familiares de clientes, que irão rever e dar feedback sobre diferentes aspectos do curso.
- Ellen Cohn, ScD, OTR/L, tem sido essencial na concetualização e criação do conteúdo e estrutura do curso.
- Poonam Kumar, doutorada, uma colega e especialista em ensino em linha, irá rever o curso para fornecer orientações relativamente à conceção do curso.
- Yochai Gafni, MBA, especialista em planeamento estratégico e marketing no mercado global, fornecerá orientações sobre abordagens de marketing e divulgação.
- A equipa de apoio às Tecnologias de Informação da Saginaw Valley State University fornecerá orientação e apoio na utilização do software educativo e das tecnologias necessárias para o curso.

Recursos necessários

O desenvolvimento, a instrução, a publicação e a distribuição de cursos exigem recursos, tal como apresentado no Quadro 5.1.

Quadro 5.1: *Necessidades orçamentais*

Recursos	Fase 1	Fase 2	Explicação
	(piloto)	*(patrocinado por uma empresa de ensino em linha)*	
Criador do curso	0.00	0.00	O desenvolvimento do curso e do material foi efectuado como parte dos estudos de doutoramento em terapia ocupacional e continuará de acordo com o feedback do curso e novas evidências sobre a FCC. O desenvolvimento contínuo do curso será um componente da descrição do trabalho e da remuneração do instrutor do curso.
Professor do curso	$4,800.00		Na Fase 1, a instrução do curso, a classificação e o desenvolvimento do conteúdo estão estimados em $30,00 por hora x 10 horas semanais para cada uma das 8 semanas do curso ($2.400,00 por curso). Na fase 2, a compensação do formador do curso será paga pela empresa CE como uma percentagem das receitas da inscrição.
Consulta	0.00 $500.00 $1,000.00	0.00	Consultas gratuitas efectuadas por recursos locais. O desenvolvimento de cursos on-line e a adaptação a diferentes estilos de aprendizagem serão fornecidos pela Dra. Nancy Doyle, 4 horas a $125.00 = $500.00. Será contratado um editor de texto para rever todos os materiais do curso, a fim de melhorar a qualidade e a clareza do conteúdo e sugerir exercícios e actividades de ensino adicionais; 10 horas a $100.00 = $1000.00
Equipamento	0.00	0.00	O equipamento necessário para o ensino em linha inclui um computador pessoal e uma webcam (à disposição do professor)

Software	0.00		Será utilizada uma plataforma de ensino gratuita, UDEMY teach (https://www.udemy.com/teach/course- creation/), para a realização de cursos-piloto. Estão disponíveis várias tecnologias de ensino sem custos (por exemplo, Jing, Animoto e Google on-air).

			Na Fase 2, a plataforma de ensino e o software serão fornecidos pela empresa CE.
Comunicação	0.00 $186.00	0.00 0.00	A comunicação escrita com os participantes no curso será efectuada por correio eletrónico. A comunicação verbal e visual será efectuada através de videoconferência utilizando o GoToMeeting.com com uma subscrição mensal de 49,00 dólares por mês, 2 meses por curso, a 98,00 dólares por curso. A comunicação durante a Fase 2 será efectuada através de recursos adquiridos pela empresa CE.
Fornecimentos e materiais	0.00	0.00	Não são necessários materiais físicos para o curso.
Viagens	0.00	0.00	Não são necessárias deslocações para a realização de cursos em linha
Aluguer de instalações	0.00	0.00	Não são necessárias instalações para a realização do curso.
Avaliação	$2,276.00		Custos de avaliação do programa: -Facilitador do grupo de foco: 10 horas a $100.00 = $1000.00 -Salário de assistente de investigação: 50 horas a $15.00 = $750.00 -Assinatura de um ano do software de questionário (Survey Monkey): $228.00 -Aquisição de ferramenta de avaliação (Medida de Processos de Cuidados): $298.00

Divulgação		\$3,650.00	Na fase 2, a maior parte da comercialização e promoção do curso será efectuada pelos profissionais da empresa CE. A disseminação através de locais académicos e profissionais será conduzida pelo criador do curso. Ver a distribuição no Capítulo 6, Tabela 1.
Total	\$8,762.00	\$3,650.00	

Oportunidades de financiamento

Tal como apresentado no Quadro 5.1, as fases 1 e 2 da implementação do curso exigirão fundos diferentes. Por conseguinte, cada fase requer uma identificação e candidatura separadas a potenciais fontes de financiamento. As fontes para a fase-piloto podem incluir subsídios de fontes federais, fundações, institucionais e locais, bem como a angariação de fundos através de crowdfunding.

A Fase 2 será financiada com as propinas pagas pelos participantes no curso. Os participantes no curso podem utilizar fundos pessoais de formação contínua para cobrir os seus custos de participação.

Quadro 5.2: *Oportunidades de financiamento*

Tipo de financiamento	Fonte de financiamento e descrição
Fase 1: Piloto	
Subvenções federais	As subvenções federais dos EUA, oferecidas pela Administração de Recursos e Serviços de Saúde e pela Agência para a Investigação e Qualidade dos Cuidados de Saúde, destinam-se a apoiar a investigação centrada na qualidade da saúde. As subvenções específicas que podem ser aplicáveis à avaliação do curso Better Together (BT) incluem: - HRSA-15-054: Prémios para formação e melhoria dos cuidados primários: esta subvenção destina-se a "reforçar a força de trabalho dos cuidados primários através do apoio a uma formação melhorada para futuros cuidados primários. Os resultados podem incluir alterações na qualidade dos cuidados prestados pelos licenciados/concluintes do programa; serviços prestados aos doentes pelos formandos e pelo corpo docente". (http://www.grants.gov/search-grants.html?fundingCategories%3DHL%7CHealth - HRSA-15-074: Educação interdisciplinar de saúde materno-infantil (MCH) em centros pulmonares pediátricos (PPCs): "O objetivo do programa PPC é melhorar o estado de saúde de bebés, crianças e jovens com doenças respiratórias crónicas" e envolver as famílias "como parceiros de pleno direito para apoiar práticas, políticas e investigação centradas na família" (http://www.grants.gov/search-grants.html?fundingCategories%3DHL%7CHealth). - K12 HS22986-01: Mentored Career Development for Child and Family Centered Outcomes Research, está centrado na criação de um "sistema de saúde de aprendizagem" para melhorar a saúde infantil através de um trabalho diretamente alinhado com as necessidades expressas pelos pacientes, prestadores e sistemas de saúde em práticas centradas na criança e na família (http://gold.ahrq. gov/proj ectsearch/ grant_summary.j sp? grant=K12+HS22986-01).

Subvenção estatal	- O Departamento de Saúde Comunitária do Michigan oferece subsídios para a inovação no domínio da saúde para incentivar projectos que demonstrem uma abordagem inovadora para melhorar a eficiência e a eficácia da prestação de serviços de saúde de Michigan. BT oferece uma abordagem inovadora centrada na família para a comunidade local que tem demonstrado melhorar os resultados dos cuidados de saúde e a satisfação com os serviços. Os candidatos a esta subvenção são encorajados a fornecer fundos de contrapartida sob a forma de dinheiro ou em espécie para o seu projeto, pelo que esta subvenção seria aplicável juntamente com a angariação de fundos adicionais (http://www.michigan.gov/mdch/0,4612,7-132-2946_43858-335463--,00.html).
Bolsa de colaboração internacional	O Ministério da Saúde de Israel oferece várias bolsas anuais para apoiar a investigação relacionada com a saúde, realizada em colaboração com investigadores estrangeiros, para melhorar a qualidade dos cuidados de saúde. O BT foi desenvolvido nos EUA e apoiado por um conselho consultivo nos EUA e no Canadá. A implementação em Israel concretizará a visão de colaboração mundial do Ministério da Saúde. (http://www.health.gov.il/Subjects/Research/Pages/Research- Foundation.aspx).
Subvenções da Fundação	Candidatura a subvenções de fundações dedicadas à promoção de serviços de saúde: • A Bloorview Children's Hospital Foundation tem financiado vários programas de intervenção e estudos centrados na promoção de cuidados centrados na família (i.e., King et al., 2011; Law et al., 2005), pelo que poderá ter interesse em apoiar o BT, que foi desenvolvido de acordo com as lições aprendidas em projectos anteriormente fundados (http://www.hollandbloorview.ca/Home#). • As grandes companhias de seguros de saúde, como a Aetna e a Blue Cross Blue Shield ofMichigan, bem como a Maccabi Healthcare em Israel, têm fundações que se dedicam a financiar projectos de investigação e promoção do bem-estar, da saúde e de cuidados de saúde de elevada qualidade. As companhias de seguros podem considerar o BT um projeto apelativo, uma vez que há provas de que a implementação eficaz do FCC permite poupar custos nos cuidados de saúde e nas acções judiciais por negligência. (http://www.aetna-foundation.org/foundation/index. html; http://www.bcbsm.com/content/dam/microsites/foundation/investi gator-initiated-program.pdf; http://www.maccabi4u.co.il/25805- he/Maccabi.aspx). • A missão da Fundação Rotária é promover a compreensão, a boa vontade e a paz no mundo através da melhoria da saúde, do apoio à educação e da redução da pobreza. A FCC tem sido sugerida como uma forma de melhorar a compreensão, o apoio e a qualidade dos cuidados prestados pelos prestadores de cuidados de saúde, especialmente para as populações que vivem na pobreza e são propensas a maiores disparidades na saúde (Andrulis, 2005; Berdahl et al., 2010; Lindsay, King, Klassen, Esses, & Stachel, 2012)
	(https://www.rotary.org/myrotary/en/learning-reference/about- rotary/rotary-foundation).

Fundação local	• As fundações locais na área das três cidades do Michigan oferecem subsídios para apoiar os esforços locais para a promoção da saúde da comunidade. Entre as principais fundações encontra-se a Alden & Vada Dow Foundation, cujo principal objetivo é melhorar a qualidade de vida dos residentes do Michigan através do financiamento de programas nas áreas das artes, ambiente, educação, saúde e serviços humanos e programas para jovens. A BT tem como objetivo melhorar a qualidade de vida das crianças do Michigan, das suas famílias e dos prestadores de cuidados de saúde que trabalham com elas (http://www.avdowfamilyfoundation.org/). • Uma fundação local ativa e influente em Israel é a BostonHaifa Connection, que financia anualmente uma variedade de empreendimentos e iniciativas, incluindo programas de apoio a jovens pais (http://www.haifa-boston.com/index .php? option=com_k2&view=item&layout=item &id=14&Itemid=9&lang=en).
Fundação da organização profissional	- A Fundação Americana de Terapia Ocupacional (AOTF) atribui Bolsas de Investigação de Intervenção como parte da sua missão de "fazer avançar a ciência da terapia ocupacional para apoiar a plena participação das pessoas em actividades de vida significativas". A BT oferece uma intervenção interprofissional e centrada no cliente, totalmente alinhada com os valores fundamentais e os princípios orientadores da terapia ocupacional, e pode promover o nosso papel de líderes no apoio à saúde e à participação das crianças e das suas famílias (http://www.aotf.org/scholarshipsgrants/aotfinterventionresearchg rantprogram).
Subvenção institucional interna	Diferentes instituições oferecem bolsas internas para apoiar projectos e pessoal que promovam a reputação e a posição da instituição. O meu local de trabalho, a Saginaw Valley State University, oferece uma bolsa de investigação interna para professores a tempo inteiro, para efeitos de investigação conducente a publicação ou apresentação. Além disso, uma instituição que esteja interessada em implementar a BT para melhorar a qualidade dos cuidados pode utilizar subvenções internas: • O Covenant Healthcare é um dos principais prestadores de cuidados de saúde na região de Tricity, tendo sido identificado como um local potencial para a realização do estudo-piloto do BT. A Covenant Foundation foi criada para apoiar projectos no hospital, tais como programas de melhoria da qualidade dos cuidados de saúde e da satisfação dos doentes (http://www.covenanthealthcare.com/Main/CovenantFoundation.a spx • O Rambam Healthcare Campus é um grande hospital em Haifa, Israel, e é um segundo local potencial para o estudo-piloto. Os estudos centrados na qualidade dos cuidados de saúde efectuados no Rambam são frequentemente financiados pela Bolsa de I&D do Technion (http://www.trdf.co.il/eng/fundinfo.php?id=2404).
Angariação de fundos	O financiamento coletivo é um processo através do qual as pessoas juntam dinheiro e outros recursos para financiar diferentes projectos. Diferentes plataformas de financiamento coletivo proporcionam uma plataforma para promover o projeto e angariar fundos. Esta plataforma pode ser utilizada para igualar ou complementar o financiamento de subvenções, se necessário. Exemplos de empresas que apoiaram projectos semelhantes ao BT são a FundAnything (FundAnything.org), a Experiment (experiment.com) e a Ralley (ralley.org).
Fase 2: curso comercializado	

Propinas do curso	As propinas cobradas aos participantes serão utilizadas para cobrir os custos de implementação do curso. Os fundos remanescentes serão utilizados para a divulgação e o desenvolvimento contínuo do curso.
Fundos para a formação contínua	Muitas organizações oferecem fundos para o desenvolvimento profissional e a formação: • Fundos individuais: os participantes podem candidatar-se a um subsídio individual de formação contínua para pagar a inscrição. • Fundos departamentais: os departamentos podem adquirir a BT como um curso para um grupo de funcionários, como forma de formar o pessoal e melhorar a qualidade dos cuidados na unidade.

Capítulo 6

Plano de divulgação

Os cuidados centrados na família (CCF) são recomendados como "melhores práticas" numa variedade de serviços pediátricos. No entanto, os prestadores de cuidados de saúde em várias áreas relatam uma luta contínua com a tradução dos conceitos de CCF para a sua prática (Bamm & Rosenbaum, 2008; Graham, Rodger, & Ziviani, 2008; Lawlor & Mattingly, 1998; MacKean, Thurston, & Scott, 2005). O programa proposto, *Better Together* (BT), foi desenvolvido para responder a esta necessidade e para preparar melhor os prestadores de serviços para integrar eficazmente as melhores práticas da FCC nas suas interações diárias com os clientes. O BT é um curso de desenvolvimento profissional on-line, com a duração de oito semanas, oferecido a profissionais e administradores interprofissionais que trabalham com crianças e suas famílias. O conteúdo e a estrutura do curso baseiam-se nos resultados de uma extensa revisão da literatura que examinou criticamente os factores que dificultam e facilitam a implementação de uma abordagem de FCC (American Academy of Pediatrics, 2012; King & Chiarello, 2014) e as melhores práticas na educação para o desenvolvimento profissional (Brown & Woods, 2012; Dunst, Trivette, & Deal, 2011a; Knowles, Holton III, & Swanson, 2011). A implementação do curso BT terá lugar em duas fases. Na fase 1, a fase piloto, o curso de BT será avaliado para examinar o efeito do curso na melhoria da implementação do CCF e na qualidade geral dos cuidados prestados pelos participantes no curso. Esta fase pode ter lugar na área de Tri-city de Michigan, EUA, ou em Haifa, Israel. Na fase 2, a BT será oferecida como um curso comercial de desenvolvimento profissional de educação contínua (CE) patrocinado por uma empresa de CE aprovada (como a Dynamic Learning On-line Inc. ou a Educational Resources Inc.), ou por uma empresa de educação aberta em linha (como o Institute for Healthcare Improvement Open School). As actividades de divulgação terão início na fase 2, após a conclusão do estudo piloto e a confirmação da utilidade do curso para melhorar a qualidade dos cuidados prestados pelos participantes.

O plano de divulgação apresentado especificará, em primeiro lugar, os objectivos de divulgação e os públicos-alvo. Em segundo lugar, serão discutidos os principais interesses e necessidades de cada público-alvo, seguidos das mensagens-chave adequadas, adaptadas aos interesses e desafios distintos do público. Em seguida, serão identificadas as fontes para transmitir estas mensagens e as actividades que melhor as comunicam. Finalmente, será apresentado um orçamento e um plano de avaliação para as actividades de divulgação.

Objectivos de divulgação

Objetivo a longo prazo: Melhorar a qualidade dos cuidados e os resultados para os clientes através da integração de cuidados centrados na família na prática quotidiana.

Objectivos a curto prazo:

- O curso de BT será implementado e pilotado com um grupo de 20 participantes. Os profissionais da fase piloto do curso mostrarão provas de terem aumentado a confiança e a proficiência na implementação das melhores práticas da FCC nas interações diárias com os clientes.
- Os resultados da avaliação do curso serão divulgados através de comunicação académica sobre cuidados de saúde (apresentações em conferências, artigos revistos por pares) e revistas profissionais, sítios Web e redes sociais.
- O curso será oferecido comercialmente através do patrocínio de uma empresa aprovada pela CE a um número crescente de fornecedores.
- A avaliação contínua do curso será efectuada para melhorar o curso e monitorizar os resultados para uma divulgação contínua.

Público-alvo

O plano de divulgação foi concebido para atingir dois públicos principais. O público-alvo principal consiste em prestadores de serviços (ou seja, profissionais e administradores) que trabalham com crianças e suas famílias. O público secundário inclui organizações que prestam serviços de cuidados de saúde pediátricos.

Público principal: profissionais e administradores. Embora muitos profissionais e administradores concordem que o CCF é importante e benéfico, os profissionais de várias áreas da saúde relatam uma luta contínua com a implementação dos princípios fundamentais dos cuidados centrados na família na sua prática. (Bamm & Rosenbaum, 2008; Graham, Rodger, & Ziviani, 2008; Lawlor & Mattingly, 1998; MacKean et al., 2005). Alguns desafios estão relacionados com a falta de formação e de conhecimentos especializados na FCC (Campbell, Chiarello, Wilcox, & Milbourne, 2009; King et al., 2011). Outros desafios resultam das crescentes pressões administrativas no sentido da produtividade e das receitas, que entram em conflito com o julgamento clínico independente para a prestação de cuidados adequados aos doentes (AOTA, APTA, ASHA, n.d.). Consequentemente, este público pode estar interessado em formas de desenvolver estratégias que aumentem a eficácia das suas intervenções, mantendo e promovendo a adequação dos cuidados e reduzindo o stress e o esgotamento. Verificou-se que a implementação do FCC aumenta a satisfação dos profissionais e reduz o esgotamento (Hemmelgarn, Glisson, & Dukes, 2001).

A teoria de Knowles sobre a aprendizagem de adultos (Knowles et al., 2011) também é útil para compreender melhor as necessidades e preferências de qualquer grupo potencial de participantes no curso. Knowles e os seus colegas (2011) identificaram seis princípios da aprendizagem de adultos: (1) Os adultos são motivados internamente e auto-dirigidos; (2) Os adultos trazem experiências de vida e conhecimentos para as experiências de aprendizagem; (3) Os adultos são orientados para objectivos; (4) Os adultos são orientados para a relevância; (5) Os adultos são práticos; (6) Os alunos adultos gostam de ser respeitados. Além disso, Dunst e seus colegas (Dunst, Trivette, & Deal, 2011) relataram que os profissionais percebem mais tempo de formação como sendo mais benéfico e influente na sua prática. Estes elementos estão todos integrados no curso de BT para melhor satisfazer as necessidades do formando adulto profissional.

Por último, os profissionais referem que a participação em cursos e workshops de desenvolvimento profissional é muitas vezes limitada devido a obstáculos como o tempo e a programação, a localização e a deslocação, e os custos associados ao tempo livre e à deslocação para os cursos. A aprendizagem em linha, tal como é oferecida na BT, apresenta uma solução ideal para estes problemas, ao mesmo tempo que proporciona oportunidades de aprendizagem de elevada qualidade (Brown & Woods, 2012; Chen, Klein, & Minor, 2009; MacPherson- Court, McDonald, Drummond, Kysela, & Watson, 2005). Os componentes que moldam as necessidades e preferências do público-alvo foram incorporados nas mensagens-chave abaixo:

Mensagens-chave.

1. Os cuidados centrados na família são a melhor prática quando se trabalha com crianças e suas famílias e produzem melhores resultados em termos de saúde e bem-estar para os clientes e maior satisfação profissional para os profissionais e administradores.
2. O BT é um curso on-line que lhe ensinará os aspectos práticos de como implementar elementos essenciais centrados na família no seu trabalho diário, de acordo com os seus objectivos de desenvolvimento profissional individualizados, num formato flexível que se adapta à sua vida ocupada.
3. BT apresenta a literatura mais recente e as evidências das mais altas autoridades no campo dos cuidados centrados na família, oferecidos num curso estimulante dinâmico, interativo e orientado para o aluno.

Fontes/Mensageiros. Os porta-vozes mais credíveis serão os anteriores participantes no curso de BT. Um testemunho honesto e credível sobre os benefícios pessoais e profissionais do curso e o nível de satisfação com o conteúdo, a estrutura e a instrução pode ser o que mais influencia a decisão de se registar e de se comprometer com o curso. Por conseguinte, será importante recolher testemunhos durante a fase-piloto e posteriormente. Para além dos indivíduos, as organizações que podem comunicar o valor do curso ou publicitá-lo incluem três grupos:

(1) Associações profissionais que publicitam programas de formação contínua aprovados. Estas incluem associações profissionais como a American Occupational Therapy Association (AOTA), a American Speech-Language-Hearing Association (ASHA), a American Physical

Therapy Association (APTA), a National Social Work Association (NSWA), entre outras.

(2) Organizações interprofissionais da FCC, como o CanChild Centre for Child Disability, a Sensory Processing Disorder Foundation, o Beach Center, o Institute for Patient and Family Centered Care, o Institute for Healthcare Improvement, o Interdisciplinary Council on Child Development and Learning e o Interprofessional Education Collaborative. Outras organizações incluem sítios Web e fóruns profissionais, como o OT4OT, e fóruns de pais e profissionais dedicados a diagnósticos específicos, como DPS, autismo e perturbações da coordenação.

(3) Prestadores de formação contínua aprovados, acreditados por várias associações profissionais, que dispõem de um departamento de marketing para efetuar uma análise de mercado e publicitar em conformidade.

Actividades de divulgação. As actividades são apresentadas de acordo com a sequência cronológica de implementação. Todas as actividades apresentadas serão conduzidas pelo criador do curso, com o apoio de recursos locais (ver capítulo 5) e colaboradores.

1. Pessoalmente: apresentações em conferências, como a International Patient and Family Centered Care; o Fórum Internacional Anual IHI sobre Melhoria da Qualidade nos Cuidados de Saúde; o Conselho Interdisciplinar sobre Desenvolvimento e Aprendizagem.
2. Informação escrita: será elaborada uma brochura em papel ou eletrónica que incluirá as mensagens principais e será enviada por correio/e-mail aos potenciais participantes.
3. Meios de comunicação electrónicos: criar pequenos vídeos com pais, filhos e participantes de cursos anteriores a trabalhar em conjunto para apresentar a FCC e o curso, a publicar num canal designado do YouTube. Serão colocadas ligações para o canal YouTube e para os vídeos em diferentes sítios Web profissionais e de grupos de pais e em todos os materiais promocionais.
4. Pessoa a pessoa: realização de pequenos seminários para equipas no local de trabalho como introdução ao curso completo.
5. Informação escrita: Anúncio do BT num boletim informativo/jornal publicado por um grupo profissional.
6. Informação escrita: Publicar um artigo num jornal com revisão por pares que descreva a utilidade do curso de BT para a qualidade dos cuidados de saúde no prazo de 6 meses após a conclusão da fase 1.

Público-alvo secundário: pais de crianças que recebem cuidados de saúde. Os pais querem os melhores cuidados e resultados para os seus filhos e família. Estudos qualitativos mostraram que os pais querem colaborar com a equipa de cuidados de saúde para decidir e implementar um plano de cuidados dinâmico que melhor se adapte às necessidades da sua família (MacKean et al., 2005). Os pais valorizam os prestadores de cuidados de saúde que se preocupam com eles, que compreendem que cada criança e família são únicas e que compreendem que uma relação de colaboração envolve a negociação dos respectivos papéis desempenhados por cada parceiro na relação (MacKean et al., 2005). Quando os pais estão envolvidos no tratamento, a intervenção está mais bem alinhada com as suas necessidades e prioridades, e resulta num maior nível de satisfação (American Academy of Pediatrics, 2012). Muitas vezes, os pais ainda esperam uma abordagem de modelo médico em que o profissional de saúde é o especialista e a autoridade a ser obedecida sem questionar (Lindsay, King, Klassen, Esses, & Stachel, 2012). No entanto, hoje em dia, muitos pais reconhecem o papel importante do seu envolvimento e da sua defesa nos resultados de saúde do seu filho e da sua família.

Mensagens-chave.

1. Os cuidados centrados na família são a melhor prática para os cuidados de saúde das crianças. Isso significa que vocês, os pais, devem sentir-se encorajados a expressar os vossos pensamentos, preocupações e prioridades e receber uma resposta respeitosa e colaborativa que se adapte às necessidades únicas da vossa família. As crianças e as famílias que recebem cuidados centrados na família registam melhores resultados em termos de saúde e níveis mais elevados de satisfação com os cuidados que receberam.
2. Vocês, como pais, têm um enorme impacto nos cuidados prestados ao vosso filho. Ao

encorajar o seu prestador de cuidados de saúde e a administração a centrarem-se na família, estará a melhorar a qualidade dos cuidados que o seu filho recebe, bem como os cuidados de outras crianças e famílias que recebem serviços no mesmo local.

3. Embora os prestadores de cuidados de saúde tenham em mente o seu melhor interesse, por vezes é difícil para eles centrarem-se verdadeiramente na sua família. Se for esse o caso, eles podem obter formação para melhorar os seus conhecimentos. A formação é conveniente, pouco dispendiosa e conduzirá a níveis mais elevados de satisfação, tanto para as famílias como para os prestadores de cuidados de saúde. Como pai ou mãe e consumidor de cuidados de saúde, pode sugerir essa formação aos prestadores ou administradores. ***Fontes/mensageiros.*** Os principais porta-vozes deste público-alvo são outros pais de crianças com necessidades de cuidados de saúde semelhantes. O apoio de pai para pai é um processo através do qual os pais partilham os seus conhecimentos e experiência para apoiar outras famílias que enfrentam problemas semelhantes (Law, et al., 2003). Os pais experientes são muitas vezes considerados fontes mais credíveis do que os prestadores de cuidados de saúde, porque partilham experiências semelhantes em primeira mão e podem estabelecer um vínculo de companheirismo e capacitação (Law, et al., 2003). O apoio de pai para pai pode ter lugar informal ou formalmente, cara a cara ou virtualmente, através de numerosos sítios Web, fóruns e grupos do Facebook que oferecem informações sobre cuidados de saúde aos pais. Estas relações oferecem uma oportunidade para os pais partilharem as suas experiências de FCC e capacitarem-se mutuamente para a esperarem.

Uma segunda fonte credível são os prestadores de serviços que praticam uma abordagem FCC e a defendem. Os pais que experimentam o FCC normalmente valorizam-no e continuam a procurá-lo. Os prestadores de cuidados de saúde podem capacitar os pais a esperar e exigir o FCC em todos os contextos de cuidados de saúde dos seus filhos.

Actividades de divulgação. As actividades de divulgação são apresentadas de acordo com a sua prioridade e ordem cronológica:

1. Pessoa a pessoa: o curso de BT inclui uma lição sobre grupos de apoio de pais para pais. Todos os participantes no curso terão de identificar grupos relevantes existentes para encaminhar os seus clientes ou criar novos grupos. Os prestadores de serviços devem encorajar os pais a juntarem-se a grupos apropriados e a partilharem com eles as suas próprias experiências com a FCC. Se os pais partilharem os seus pensamentos e experiências relativamente à FCC e à forma como a obtiveram, isso pode dar a outros pais a possibilidade de a procurarem.
2. Meios electrónicos: participar pessoalmente em fóruns de interesse especial, como pai e prestador de serviços, para responder a mensagens sobre relações com prestadores de serviços, obstáculos à definição de objectivos personalizados ou insatisfação com os serviços. O objetivo será dar aos pais a possibilidade de expressarem as suas necessidades e desejos junto dos prestadores de serviços ou da administração e de solicitarem a FCC. As publicações on-line incluirão ligações para o canal BT YouTube, onde pais e filhos descrevem os resultados da FCC e o seu papel na sua concretização. Os exemplos de fóruns incluem sítios Web para a população em geral (por exemplo, Babycenter.com, Webmed.com) e grupos de interesse especial (por exemplo, asdfriendly.org para pais de crianças com síndrome de Asperger e dystalk.com para pais de crianças com dispraxia/desordem de coordenação do desenvolvimento).
3. Pessoa a pessoa: A BT incluirá um módulo sobre a defesa da FCC para preparar e encorajar todos os participantes no curso a tornarem-se embaixadores da FCC nas suas redes sociais (presencialmente e em linha) e junto dos seus clientes. Incentivar os prestadores de serviços a participarem nos fóruns em linha sugeridos e em grupos de interesse especial também promoverá a sua posição profissional e ajudará na sua auto-promoção como especialistas.
4. Comunicação escrita: elaborar brochuras para distribuir nos serviços de saúde que descrevam a FCC e os seus benefícios, orientando os pais sobre a forma de se tornarem mais activos e envolvidos na tomada de decisões relativas aos cuidados de saúde dos seus filhos.

Público-alvo terciário: organizações que prestam cuidados pediátricos. Os factores do local de trabalho têm um grande impacto no desenvolvimento de comportamentos e competências clínicas, incluindo a implementação dos princípios do CCF (King et al., 2010). As organizações de saúde procuram oportunidades de crescimento, eficiência e rentabilidade, normalmente num ambiente competitivo. Muitas organizações reconhecem a importância de melhorar o capital humano dos seus colaboradores e a satisfação dos seus clientes como forma de concretizar a sua visão e planos estratégicos. Assim, as organizações podem ter interesse em promover a satisfação dos seus colaboradores e clientes utilizando formas económicas e baseadas em evidências: FCC. Outro aspeto importante que afecta o negócio dos cuidados de saúde são as políticas de saúde. As actuais políticas de cuidados de saúde nos EUA sublinham a importância do modelo de prestação de cuidados médicos domiciliários centrados no paciente, concebido para melhorar a qualidade dos cuidados através da coordenação dos cuidados em equipa, tratando as muitas necessidades do paciente de forma holística e simultânea, aumentando o acesso aos cuidados e capacitando o paciente para ser um parceiro nos seus próprios cuidados (U.S. Department of Health and Human Services, Health Resources and service administration, n.d.). A FCC é uma abordagem baseada em evidências que é apropriada para atender a essa demanda significativa em todos os ambientes de cuidados pediátricos.

As organizações podem entender erroneamente que o CCF exige um maior investimento de tempo em cada paciente, sem resultados viáveis. Por conseguinte, é importante informar os principais decisores das organizações sobre a evidência acumulada que prova que as organizações que integram corretamente o CCF nos seus processos obtêm muitos resultados positivos, tais como melhorias no desempenho profissional dos profissionais, menor rotatividade do pessoal e uma diminuição dos custos para a organização (Hemmelgarn et al, 2001); maior segurança do paciente, redução do risco de erros médicos e melhoria dos processos de gestão de risco (Johnson, Ford, & Abraham, 2010); melhor utilização dos serviços de saúde (Kuo et al., 2012); e melhor comunicação e relações associadas à diminuição do número, gravidade e custos das acções judiciais (Beckman, Markakis, Suchman, & Frankel, 1994; Levinson, Roter, Mullooly, Dull, & Frankel, 1997). Além disso, verificou-se que o envolvimento das famílias em funções-chave na gestão de uma organização produzia resultados positivos. Os hospitais e os serviços baseados na comunidade que incluíam os membros da família em funções-chave de tomada de decisão (por exemplo, em comités institucionais de qualidade ou de segurança, educação do pessoal, planeamento de programas e atribuição de recursos) obtiveram pontuações elevadas de satisfação dos pacientes, da família e do pessoal, o que se traduziu numa posição mais competitiva no mercado dos cuidados de saúde (Britto et al., 2006; Jones, Fournier, & Moore, 2002; Sodomka, Scott, Lambert, & Meeks, 2006).

Mensagem principal. Oferecer e incentivar a formação em FCC a vários funcionários (incluindo profissionais interprofissionais e administradores) pode trazer inúmeros benefícios para a organização, incluindo melhores resultados e satisfação dos consumidores, maior satisfação e retenção dos funcionários, redução dos custos relacionados com erros, redução da utilização ineficaz dos recursos e redução dos processos judiciais. Tudo isto conduzirá a uma posição cada vez mais competitiva no mercado dos cuidados de saúde.

Fontes/mensageiros. As fontes de porta-vozes eficazes incluem os clientes da organização (pais) e os funcionários (prestadores de cuidados de saúde); outras organizações que tiveram experiências de sucesso após a implementação do BT e do FCC; provas objectivas (números) que indicam a relação custo-eficácia do FCC; empresas de marketing profissional; associações profissionais; e decisores políticos. A informação proveniente destas várias fontes deve ser levada ao conhecimento dos principais decisores, para que estes possam avaliar os potenciais contributos do BT para a missão e o plano estratégico da organização.

Actividades de divulgação. Uma vez que as actividades de divulgação para os públicos-alvo primário e secundário tenham sido implementadas com sucesso (ver a secção Avaliação abaixo para indicação de "sucesso"), serão realizadas as seguintes actividades:

1. Informação escrita: Desenvolver uma folha de factos escrita que apresente provas que apoiem a BT com testemunhos de famílias, fornecedores e gestores que partilhem a sua perspetiva sobre o valor da BT.
2. Pessoa a pessoa: Rede para estabelecer relações com pessoas-chave influentes, incluindo associações profissionais (ou seja, AOTA, APTA, ISOT, CanChild) e decisores políticos (ou seja, representantes do Departamento de Saúde do Michigan ou do Ministério da Saúde de Israel) para apoiar a BT como um programa recomendado.
3. Pessoa a pessoa: Desenvolver e fazer uma apresentação ("pitch") para apresentar o curso de BT, provas de apoio e como pode apoiar o plano estratégico da organização. Esta apresentação pode ser realizada pelo criador do curso ou por uma empresa de marketing profissional, como a Dynamic Learning On-line Inc. (potencialmente um distribuidor de BT), especializada em marketing direto para empresas.

Orçamento

A implementação das actividades de divulgação requer recursos de tempo e dinheiro. O plano orçamental previsto inclui os custos financeiros para a disseminação académica e actividades de marketing que serão conduzidas pelo criador do curso. Assim que o curso de BT for comercializado e oferecido por uma empresa de EC certificada, a maioria dos custos de marketing e disseminação serão cobertos pela empresa. No entanto, a disseminação contínua através de locais académicos e profissionais continuará a ser feita pelo criador do curso.

Quadro 6.1: *Necessidades orçamentais*

Atividade de divulgação	**Custo**	**Explicação**
Apresentações de conferências (por exemplo, a Conferência Anual Internacional de Cuidados Centrados no Doente e na Família, o Fórum Internacional sobre Melhoria da Qualidade nos Cuidados de Saúde (organizado pelo Instituto para a Melhoria dos Cuidados de Saúde), a Conferência Anual do Conselho Interdisciplinar de Desenvolvimento e Aprendizagem, a Conferência Anual e Exposição da Associação Americana de Terapia Ocupacional ou a Conferência Bienal da Sociedade Israelita de Desenvolvimento e Reabilitação Infantil)	$2,600.00	Inclui duas conferências a 1.300,00 dólares cada, com custos previstos de inscrição (300,00 dólares), deslocação (400,00 dólares) e alojamento (600,00 dólares)
Brochura / ficha de informação / folhetos de apresentação	$50.00	Impressão a cores: $30,00 Envio por correio para estabelecimentos de saúde selecionados: $20,00
Produção de clips de vídeo	$1,000.00	Taxa incluída para o fotógrafo de vídeo e equipamento para 10 horas a $100.00 por hora
Anúncios em revistas profissionais e sítios Web	0.00	Coordenado e pago pela empresa CE
Artigo publicado com revisão por pares	0.00	Apenas o tempo
Publicações escritas em grupos de pais e fornecedores	0.00	Apenas o tempo
Criação de redes com outras pessoas interessadas na promoção da CCF	0.00	Apenas o tempo
Total:	$3,650.00	

Avaliação

O sucesso global dos esforços de divulgação será avaliado de acordo com os seguintes critérios:

1. Aumento do número de alunos registados.
2. 95% de satisfação com o curso.
3. Mudança positiva relatada na prática diária da FCC e nos resultados dos clientes.
4. Adoção de um curso de BT por uma organização de cuidados de saúde para ser oferecido aos empregados.

Uma avaliação da eficácia de actividades de divulgação específicas inclui:

- Apresentações em conferências: as propostas serão aceites para apresentação em duas conferências.
- Brochura / ficha informativa / folhetos de apresentação: serão solicitados pelo público da apresentação e pelos prestadores de cuidados de saúde; as fichas informativas serão utilizadas para a inscrição no curso.
- Os clips de vídeo no canal YouTube receberão um número crescente de visualizações, "gostos" (feedback positivo) e serão partilhados noutras redes sociais.
- Artigo revisto por pares: o artigo será aceite no prazo de 1 ano após a conclusão da fase piloto do BT.
- Publicações escritas em linha sobre a FCC: as publicações serão seguidas e partilhadas, os pais e os prestadores de cuidados de saúde continuarão a desenvolver tópicos de comunicação que mencionem elementos da FCC como forma de melhorar os cuidados de saúde.
- Estabelecimento de redes: serão iniciadas e mantidas relações com os principais líderes no domínio da FCC através de diferentes projectos de colaboração.

Conclusão

Os cuidados centrados na família (CCF) são recomendados como "melhores práticas" numa variedade de contextos de serviços pediátricos (American Academy of Pediatrics, 2012). Embora existam fortes evidências de investigação que documentam os benefícios dos CCF e recursos para apoiar a sua implementação, os prestadores de cuidados continuam a encontrar dificuldades em traduzir os princípios dos CCF para a prática (Bamm & Rosenbaum, 2008; Graham, Rodger, & Ziviani, 2008; Lawlor & Mattingly, 1998; MacKean, Thurston, & Scott, 2005). Por conseguinte, o objetivo deste projeto de doutoramento foi compreender as barreiras à implementação do CCF e propor soluções para apoiar os profissionais a aplicarem o CCF na sua prática.

Better Together (BT) foi desenvolvido para educar e capacitar os prestadores de cuidados de saúde a implementar e defender o CCF nas suas interações diárias com os clientes. Better Together é um curso on-line que oferece aos alunos uma síntese da literatura recente e das evidências relacionadas com o FCC. Utilizando um formato flexível para se adaptar às necessidades e objectivos individuais dos formandos, o curso foi concebido para permitir que os profissionais traduzam os princípios centrados na família para o seu trabalho quotidiano.

O conteúdo e a estrutura do curso de BT baseiam-se nos resultados de uma revisão da literatura sobre as competências e conhecimentos essenciais para a prática efectiva da FCC, bem como nas melhores práticas de desenvolvimento profissional e aprendizagem em linha. Estas competências essenciais incluem: comunicação efectiva (King & Chiarello, 2014), sensibilidade cultural (Beach et al, 2005; Lindsay, King, Klassen, Esses, & Stachel, 2012), definição de objectivos colaborativos e coaching (American Academy of Pediatrics, 2012; AOTA, 2014; King & Chiarello, 2014; Woods, Wilcox, Friedman, & Murch, 2011), e conhecimento de estratégias para apoiar as famílias e implementar avaliações e processos de FCC (Dunst, Trivette, & Hamby, 2007; King &
Chiarello, 2014). A promoção do trabalho em equipa interprofissional e as políticas de apoio no local de trabalho são também imperativas para a prestação de FCC (King & Chiarello, 2014). O conteúdo do BT aborda todas estas competências identificadas.

A conceção do curso de BT incorpora as melhores práticas para o desenvolvimento profissional com base em princípios de ensino/aprendizagem relacionados com a teoria da aprendizagem de adultos (Knowles, Holton III, & Swanson, 2011), investigação reflexiva (Cohn, Schell, & Crepaeu, 2010; King et al, 2011; Schell, 2013), e mentoria contínua (Brockbank & McGill, 2012; Campbell, Chiarello, Wilcox, & Milbourne, 2009; King, 2009a; Myall, Levett-Jones, & Lathlean, 2008). Todos estes princípios podem ser aplicados a experiências de aprendizagem presencial ou em linha (Brown & Woods, 2012; Chen, Klein, & Minor, 2009; MacPherson-Court, McDonald, Drummond, Kysela, & Watson, 2005). Mais importante ainda, a aprendizagem deve ser significativa e relevante para os alunos (Brown & Woods, 2012; Dunst & Trivette, 2009). A aprendizagem significativa pode ser alcançada através do envolvimento do aluno em todas as fases da aprendizagem, desde os objectivos de aprendizagem auto-identificados e a sua relevância para a prática diária, passando pela implementação e autoavaliação das competências, até ao planeamento de objectivos de aprendizagem futuros. A instrução deve incluir múltiplas opções para a prática e implementação de comportamentos de FCC em diferentes contextos. Dunst, Trivette, & Deal (2011) recomendam que os programas forneçam orientação contínua para apoiar a aprendizagem contínua com uma dosagem de pelo menos 10 horas. Todos estes elementos foram incorporados na conceção e estrutura do curso de BT.

Os cuidados centrados na família produzem melhores resultados de saúde e bem-estar para os clientes, e maior satisfação no trabalho para os profissionais e administradores (American Academy of Pediatrics, 2012). O cuidado colaborativo centrado na família é um conceito fundamental na terapia ocupacional (AOTA, 2013, 2014), e é agora mais importante do que nunca com a surgimento de políticas de cuidados de saúde orientadas pelo Affordable Care Act e pelo Patient Centered Medical Home. Essas políticas destacam o valor da colaboração centrada no paciente e na família para a qualidade dos cuidados. Os conhecimentos especializados em FCC permitirão aos prestadores moldar a prestação de serviços e os ambientes em que os serviços são prestados.

Resumo

Os cuidados centrados na família vão além dos cuidados centrados no cliente e requerem atenção a múltiplos factores que interagem entre si. Recomenda-se que os prestadores e as organizações que oferecem serviços de cuidados de saúde às crianças e às suas famílias avaliem a sua capacidade de prestar serviços respeitosos, personalizados e culturalmente sensíveis, que incluam uma troca de informações eficaz para uma tomada de decisões capacitada e utilizem os pontos fortes da família. A Better Together oferece aos prestadores de serviços a oportunidade de adquirir o conhecimento e a confiança necessários para aplicar os princípios da FCC e prestar cuidados de qualidade que beneficiem as famílias, os prestadores de serviços e as organizações.

Apêndice A: Provas para apoiar o modelo explicativo proposto

1. **Evidências para compreender e explicar os cuidados centrados na família:**

1.1. Existem provas que sustentem uma perspetiva sistémica para o CCA e a relevância dos sistemas apresentados no modelo explicativo (família, profissionais, políticas organizacionais e percepções culturais e sociais globais) para a aplicação do CCA?

Existem provas que identifiquem as caraterísticas essenciais da FCC e o que é considerado uma FCC boa/eficaz?

Referência	Tipo de relatório	Conceção do estudo	Principais conclusões	Aplicação
Comité de cuidados hospitalares e Instituto de cuidados centrados no doente e na família. (2012). Cuidados centrados no paciente e na família e o papel do pediatra. *Pediatria, 129*(2), 394-404.	Revisão	Revisão extensa da literatura, examinando mais de 200 estudos. Esta é a declaração de política da AAP que define especificamente as expectativas de cuidados centrados no paciente e na família.	Componentes essenciais da FCC: 1. Escutar e respeitar cada **criança e a sua família** *(indicandoMicrosystems)* 2. Flexibilidade nas **políticas organizacionais**, nos procedimentos e nas **práticas dos prestadores** de serviços, de modo a que os serviços possam ser adaptados às necessidades específicas do cliente e da família e ao **seu contexto cultural** *(indicando o exossistema e o macrossistema).* 3. Partilhar informações. 4. Prestar e/ou assegurar apoio formal e informal. 5. Colaboração com os doentes e as famílias a **todos os níveis dos cuidados de saúde**: (cuidados diretos, educação, elaboração de políticas, desenvolvimento de programas, implementação, conceção de instalações) *(indica a importância de uma abordagem a vários níveis)* 6. Reconhecer e desenvolver os pontos fortes.	O artigo fornece informações sobre o consenso dos principais componentes da FCC de acordo com a AAP. Estes componentes principais apoiam ainda mais os principais factores causais apresentados no modelo explicativo proposto pelo doutoramento.

Referência	Tipo de relatório	Conceção do estudo	Principais conclusões	Aplicação
King, S., Teplicky, R., King, G., Rosenbaum, P. (2004). Serviço centrado na família para crianças com paralisia cerebral e suas famílias: uma revisão da literatura. *Seminários em neurologia pediátrica, 11* (1), 78-86.	Revisão	Visão geral da FCC, definições, benefícios e formas de melhorar a adoção da FCC.	Componentes essenciais da FCC: 1. Envolvimento dos pais na tomada de decisões. 2. Colaboração e parceria. 3. Respeito mútuo. 4. Aceitação das escolhas da família. 5. Apoio. 6. Concentrar-se nos pontos fortes. 7. Prestação de serviços individualizada e flexível. 8. Partilha de informações. 9. Capacitação das famílias.	Este artigo apoia ainda mais os principais componentes da FCC para este projeto de doutoramento a seguir. Os autores descrevem os instrumentos de avaliação (autoavaliação e avaliação dos pais) para medir a qualidade da FCC fornecida.
Dunst, C. J., Trivette, C. M., & Hamby, D.W. (2007). Meta-análise da investigação sobre práticas de ajuda centradas na família. *Retardo mental e desenvolvimento*	Meta-análise da investigação sobre a relação entre a prestação de ajuda da FCC e diferentes aspectos do comportamento dos pais, da família e da criança e	47 estudos que, no seu conjunto, incluíram mais de 11 000 participantes de sete países diferentes. A meta-análise foi orientada por uma teoria baseada na prática da família-	A FCC é caracterizada por 1. práticas que tratam as famílias com dignidade e respeito. 2. partilha de informações para que as famílias possam tomar decisões informadas. 3. a escolha da família no que respeita à sua participação nos serviços e à prestação dos mesmos. 4. colaborações e parcerias entre pais e profissionais como contexto de intervenção.	Este artigo apoia ainda os principais componentes da FCC para este projeto de doutoramento a seguir.

Referência	Tipo de relatório	Conceção do estudo	Principais conclusões	Aplicação
disability research reviews, 13(4), 370-378.	funcionamento.	ajuda centrada.		

2. Evidências para apoiar a compreensão do termo Família:

2.1 Há provas de que os valores (e antecedentes culturais) que as famílias e os pais trazem para o encontro têm impacto no facto de o encontro ser centrado na família?

Referência	Tipo de relatório	Conceção do estudo	Principais conclusões	Aplicação
Coker, T. R., Rodriguez, M.A., & Flores, G. (2010). Familycentered care for US children with special health care needs: who gets it and why? *Pediatrics, 125* (6), 1159-1167.	Inquérito a 38.902 agregados familiares com uma criança com necessidades especiais em 50 estados + DC	Análises de regressão logística bivariada e multivariada de dados do Inquérito Nacional de 2005-2006 sobre crianças com necessidades especiais de cuidados de saúde; O objetivo era examinar as disparidades raciais/étnicas e linguísticas nos cuidados centrados na família (CCF) e nos componentes dos CCF para crianças com necessidades especiais de cuidados de saúde.	Os resultados do inquérito indicam probabilidades significativamente mais baixas de prestação de FCC para crianças latinas, afro-americanas e de outras origens, em comparação com crianças brancas, e para crianças de agregados familiares cuja língua principal não é o inglês, em comparação com as de agregados familiares cuja língua principal é o inglês. Estas disparidades persistiram após ajustamento para a saúde da criança, factores socioeconómicos e acesso a serviços. Os pais destes grupos relataram pontuações mais baixas sobre o desempenho dos prestadores de cuidados, em comparação com os pais brancos, ao sentirem que os prestadores de cuidados dedicavam tempo suficiente, prestavam cuidados culturalmente sensíveis, ouviam atentamente, forneciam as informações necessárias e ajudavam-nos a sentir-se parceiros nos cuidados.	Este estudo fornece provas alarmantes do impacto da cultura/etnia numa FCC e da injustiça profissional. Os autores recomendam mais tempo para os encontros terapêuticos e uma maior sensibilidade cultural.

Referência	Tipo de relatório	Conceção do estudo	Principais conclusões	Aplicação
Lindsay, S., King, G., Klassen, A. F., Esses, V., & Stachel, M. (2012). Trabalhar com famílias de imigrantes que criam uma criança com deficiência: desafios e recomendações para os prestadores de cuidados de saúde e serviços comunitários. *Deficiência e Reabilitação, 34*(23), 2007-2017.	Estudo qualitativo	Entrevista aprofundada com 13 prestadores de serviços que trabalham com famílias imigrantes que criam uma criança com deficiência	Os prestadores de cuidados de saúde relataram desafios na prestação de cuidados a famílias imigrantes que criam uma criança com deficiência devido a: (1) falta de formação na prestação de cuidados culturalmente sensíveis; (2) questões linguísticas e de comunicação; (3) discrepâncias na concetualização da deficiência entre os prestadores de cuidados de saúde e os pais imigrantes; (4) criação de relações; e (5) ajudar os pais a defenderem-se a si próprios e aos seus filhos. *Recomendações: • os prestadores de serviços devem participar em acções de formação e educação em matéria de cuidados culturalmente sensíveis, a fim de melhor satisfazerem as necessidades dos clientes. • Quando se trabalha com famílias imigrantes, é necessário mais tempo para criar confiança e estabelecer relações. • Os médicos devem ser sensíveis às questões de género e tentar envolver ambos os pais na tomada de decisões sobre os cuidados a prestar aos seus filhos. • Os prestadores de cuidados de saúde devem aumentar a sensibilização para os recursos disponíveis no hospital e na comunidade.	Este estudo fornece provas do impacto da cultura/etnia nos encontros terapêuticos. As recomendações dos autores podem ser utilizadas na conceção de workshops de desenvolvimento profissional.
2.2 Existem provas de que as famílias obtêm melhores resultados quando a FCC é fornecida?				
Kuo, D. Z., Mac Bird, T., & Tilford, J. M. (2011). Associações de família centrada	Inquérito (secundário para 20052006 Nacional	Participantes: 40.723 famílias que completaram as entrevistas telefónicas, das quais 38.915 (96%) tinham dados sobre a receção da FCC.	Foram utilizados odds ratios para descrever a associação entre o CCF e a **sobrecarga familiar**. Os resultados positivos globais **a nível da saúde** e da família foram associados ao FCC. As famílias com FCC relataram: - melhoria do acesso aos serviços de saúde	Este artigo fornece fortes evidências de resultados favoráveis para a saúde do CCF.

Referência	**Tipo de relatório**	**Conceção do estudo**	**Principais conclusões**	**Aplicação**
com os resultados dos cuidados de saúde para crianças com *necessidades* especiais de cuidados de saúde. *Revista de saúde materna e infantil, 15* (6), 794-805.	Inquérito às crianças com necessidades especiais de cuidados de saúde)	A receção de CCF foi determinada por cinco perguntas sobre a forma como os prestadores de cuidados de saúde abordaram as preocupações da família nos 12 meses anteriores. *A sobrecarga familiar* foi medida através de relatos de atrasos nos cuidados de saúde, necessidades não satisfeitas, custos financeiros e tempo dedicado aos cuidados; o estado de saúde, através da estabilidade das necessidades de cuidados de saúde; e a utilização do serviço de urgência e dos serviços ambulatórios.	• menos horas de cuidados diretos • redução dos encargos financeiros. • diminuição das probabilidades de atraso na prestação de cuidados médicos e de necessidades de serviços não satisfeitas durante os 12 meses anteriores • melhor coordenação dos cuidados e menos atrasos nos receberam cuidados que se podem ter traduzido numa utilização mais adequada dos serviços. • maiores probabilidades de receber cada um dos18 serviços necessários, incluindo cuidados preventivos, cuidados especializados, cuidados dentários e cuidados de saúde mental; medicamentos sujeitos a receita médica, terapias, cuidados de saúde ao domicílio e material médico; e ajudas tecnológicas, incluindo óculos, aparelhos auditivos, ajudas à mobilidade e dispositivos de comunicação. • Verificou-se que os cuidados centrados na família estão positivamente associados a um estado de saúde estável da criança e a uma menor utilização dos serviços de urgência.	
Kuhlthau, K. A., Bloom, S., Van Cleave, J., Knapp, A. A., Romm, D., Klatka, K.,... Perrin, J.M. (2011). Evidências de uma abordagem centrada na família	Revisão sistemática	Vinte e quatro estudos preencheram os critérios de revisão. Oito eram estudos transversais do National Survey of Children With Special Health Care Needs e sete eram relatórios de ensaios aleatórios e controlados.	Os autores encontraram associações positivas do CCF com melhorias na utilização eficiente dos serviços, no estado de saúde, na satisfação dos doentes, no acesso aos cuidados, na comunicação, nos sistemas de cuidados, no funcionamento familiar e no impacto/custo familiar. Havia poucas provas disponíveis sobre a relação custo-eficácia e a transição para fora do serviço.	O artigo fornece provas para apoiar os resultados de saúde associados à FCC.

Referência	**Tipo de relatório**	**Conceção do estudo**	**Principais conclusões**	**Aplicação**
cuidados para crianças com necessidades especiais de cuidados de saúde: uma revisão sistemática. *Pediatria Académica, 11* (2), 136-143. e138.				
Bailey, D.B., Raspa, M.,& Fox, L. C. (2012).Qual é o futuro dos resultados familiares e dos serviços centrados na família? *Tópicos em Educação Especial na Primeira Infância, 31* (4), 216-223.	Revisão da literatura / parecer / avaliação crítica do tema	Os autores discutem os desafios e as lacunas na medição e comunicação dos resultados das famílias, da eficácia dos programas e da avaliação da responsabilização	"Os autores mostram que a intervenção precoce e os programas pré-escolares não são responsabilizados pelos resultados das famílias; Em vez disso, limitam-se apenas a mostrar que as famílias estão **satisfeitas** com os serviços, e pouco mais. Os autores sugerem várias linhas de trabalho necessárias para fazer avançar o campo no sentido de tomar uma decisão política informada sobre a documentação dos benefícios para a família.	Falta de resultados não relacionados com a saúde: Este aspeto é importante quando se considera a forma como os resultados e os benefícios são medidos e demonstrados em diferentes contextos de tratamento.

3. Evidências para compreender os prestadores de cuidados de saúde:

3.1.1 Existem provas de que os prestadores têm dificuldades em implementar cuidados centrados na família?

Referência	**Tipo de relatório**	**Conceção do estudo**	**Principais conclusões**	**Aplicação**

Fingerhut, P. E., Piro, J., Sutton, A., Campbell, R., Lewis, C., Lawji, D., & Martinez, N. (2013). Princípios centrados na família implementados em ambientes pediátricos domiciliares, clínicos e escolares. *American Journal of Occupational Therapy, 67* (2).	Estudo qualitativo (Grounded theory)	28 OTR entrevistados em três contextos diferentes: em casa, na escola e numa clínica.	Os principais obstáculos à aplicação da FCC resultam de múltiplos sistemas e das interações entre eles. Por conseguinte, o CCA manifesta-se de forma diferente em cada contexto. Os factores que têm impacto na implementação do FCC incluem: (1) caraterísticas da família: língua, estatuto socioeconómico, cultura e factores de stress pessoais. (2) caraterísticas do contexto de prática: cultura de trabalho, tempo e horários, especialidade da agência e tipos de objectivos estabelecidos para uma criança.	A implementação da FCC terá de ser especificamente adaptada a cada contexto onde o programa será implementado (não existe um modelo único de prestação de serviços).
Campbell, P. H., Chiarello, L., Wilcox, M. J., & Milbourne, S. (2009). Preparação de terapeutas como profissionais efectivos na intervenção precoce. *Infants & Young Children, 22*(1), 21-31.	Literatura Revisão	Uma discussão sobre a preparação de OTs, PTs e SPLs para trabalhar em ambientes de EI. Os autores citam vários inquéritos.	-Os autores afirmam que a preparação pré e pós-graduada para a prestação de FCC em contextos de Intervenção Precoce (IP) é inadequada. -Os TO, os PT e os SPL referem falta de confiança e de preparação para a implementação do FCC, apesar de serem obrigados a participar em acções de formação pré-profissional e pós-profissional. -São discutidas as razões para os desafios na educação de terapeutas, bem como sugestões: No **ensino pré-profissional**, a falta de tempo e de recursos, bem como a carga de créditos e as obrigações de trabalho no terreno, limitam a exposição dos estudantes e a sua participação formal na vida profissional.	O artigo salienta a importância da supervisão/mentoria para a mudança de práticas, para além dos seminários de um dia. De acordo com a recomendação, o projeto OTD deve incluir uma experiência de trabalho no terreno para promover uma melhor

Referência	Tipo de relatório	Conceção do estudo	Principais conclusões	Aplicação
			preparação para trabalhar com famílias. Os autores citam evidências de benefícios derivados de observações de famílias, com a elaboração de diários reflexivos e orientação relacionados. Os profissionais indicaram que a maioria das actividades **de formação pós-profissional** preferidas são oportunidades de formação "pontuais" (como um workshop ou uma conferência). Embora estas sejam importantes para manter os profissionais actualizados, não se verificou que conduzissem a mudanças significativas na prática. O aconselhamento, a supervisão ou a consulta de peritos (por exemplo, pais como peritos) foram raramente referidos. Os autores recomendam que estes métodos de preparação profissional sejam objeto de uma avaliação mais aprofundada.	compreensão das famílias.
Bamm, E. L., & Rosenbaum, P. (2008). Teoria centrada na família: origens, desenvolvimento, barreiras e apoios à implementação em medicina de reabilitação. *Archives of physical medicine and rehabilitation, 89*(8), 1618-1624.	Revisão da literatura sobre a teoria e a prática da FCC	Revisão exaustiva da literatura que descreve os fundamentos e a aplicação da FCC.	Os profissionais de várias áreas de cuidados de saúde enfrentam dificuldades contínuas na implementação do FCC. As questões levantadas por estes profissionais incluem o seguinte: Como é que fornecem a informação essencial a cada família? Como evitar ser apenas "o especialista" e tornar-se um parceiro? Como saberão quando é que devem orientar e quando é que devem apenas ouvir?	Os desafios da FCC são interprofissionais e, por conseguinte, o seminário proposto deve abordar os desafios numa abordagem IP.

3.2 Existem provas de mecanismos que melhoram a aplicação efectiva da FCC (tais como a utilização de avaliações e diretrizes de intervenção da FCC, uma maior autoconsciência e sensibilidade cultural, ou programas específicos de desenvolvimento profissional)?

Existem provas da existência de mecanismos que impedem a adoção da FCC?

King, G., Tam, C., Fay, L., Pilkington, M., Servais, M., & Petrosian, H. (2011). Avaliação de um programa de mentoria em terapia ocupacional: efeitos nas competências dos terapeutas e no comportamento centrado na família. *Terapia Física e Ocupacional em Pediatria, 31* (3).	Questionários pré-pós-intervenção (programa de tutoria OT FCC) e grupos de discussão	Foram recolhidas medidas de auto-relato e de relato dos pares sobre o comportamento centrado na família, a capacidade de pensamento crítico, a capacidade de comunicação interactiva/escuta e o comportamento clínico, antes e depois de uma intervenção de orientação em grupo, colaborativa e facilitada, com a duração de 11 meses.	Foram encontradas alterações significativas pré-pós associadas à intervenção em 9 das 2 medidas de resultados, incluindo o fornecimento de informações, o tratamento respeitoso, a auto-confiança e a capacidade de escuta e clínica. Os profissionais atribuíram as mudanças à prática reflexiva reforçada na orientação. Não se registaram alterações nas variáveis mais caraterísticas como a abertura de espírito, a sensibilidade interpessoal e a competência interpessoal. Os terapeutas experientes obtiveram pontuações mais elevadas do que os novos terapeutas na maioria das variáveis, incluindo o comportamento centrado na família, a capacidade de escuta e a capacidade clínica.	Deve ser incluído um programa de tutoria entre pares como parte do workshop de desenvolvimento profissional (para apoiar a aplicação na prática diária).
Bamm, E. L., & Rosenbaum, P. (2008). Teoria centrada na família: origens, desenvolvimento, barreiras e apoios à implementação em medicina de reabilitação. *Archives of physical medicine and rehabilitation, 89*(8), 1618-1624.	Revisão da literatura: o desenvolvimento e a evolução da teoria centrada na família como base concetual para os serviços de saúde contemporâneos	O enfoque inclui conceitos-chave, definições aceites, barreiras e apoios que podem influenciar uma implementação bem sucedida, bem como a discussão das medidas quantitativas válidas de centralização na família atualmente disponíveis para avaliar a prestação de serviços.	Os obstáculos ou apoios à adoção da FCC podem ser encontrados a vários níveis e sistemas, que incluem 1. Factores políticos, de gestão e conceptuais (por exemplo, como é que uma organização/sociedade encara os cuidados, qual é o modelo de cuidados predominante - médico ou social). 2. Factores financeiros (é rentável?). 3. Factores de atitude dos prestadores de serviços (os prestadores de serviços sentem-se confiantes na sua capacidade de prestar serviços de FCC, como é que as famílias o encaram).	Os factores descritos em vários sistemas devem ser avaliados e tratados no âmbito do projeto OTD.

Woods, Wilcox, Friedman, Woods, J. J., Wilcox, M. J., Friedman, M., & March, T. (2011). Consulta colaborativa em ambientes naturais: Estratégias para melhorar os apoios e serviços centrados na família. *Language, speech, and hearing services in schools, 42*(3), 379.	Revisão da literatura sobre teoria e prática baseada na evidência (EBP) na FCC	Este artigo apresenta informações actuais sobre as práticas recomendadas relacionadas com a aplicação do CCF na Intervenção Precoce (IP). *Embora este documento se centre no papel dos SPL na IE, a informação apresentada pode ser útil para qualquer profissional que trabalhe com famílias.	• Os autores descrevem e resumem os principais modelos de trabalho colaborativo da FCC. Estas várias estratégias são frequentemente utilizadas em abordagens de prestação de serviços descritas como consulta colaborativa (Buysee & Wesley, 2004), coaching (Hanft et al., 2004; Peterson et al., 2007), ou baseadas na participação (Campbell & Sawyer, 2007). Embora as abordagens tenham diferenças distintas, também têm muitas semelhanças que apoiam o aumento do desempenho e dos resultados para os prestadores de cuidados. • Os autores discutem os princípios e aplicações dos princípios de aprendizagem de adultos apoiados pela EBP, "Uma relação bidirecional de ensino e aprendizagem entre o SLP e o prestador de cuidados é a base para uma abordagem verdadeiramente individualizada centrada na família". Os três elementos-chave de acordo com Donovan, Bransford e Pellegino (1999): (1) o material novo é mais facilmente aprendido pelos adultos quando tem relevância direta para os conhecimentos e interesses do aluno. (2) para que o domínio ocorra, a aplicação em múltiplos contextos deve ser fornecida, com oportunidades de avaliação e feedback. (3) a autorreflexão e a definição de objectivos ajudam os aprendentes adultos a aplicar os seus conhecimentos e competências a situações novas. • Técnicas específicas, como a modelação, a escuta reflexiva, o questionamento, o feedback sobre o desempenho, a estimulação e a resolução de problemas são estratégias específicas	Informações práticas importantes para as diretrizes de intervenção que devem ser utilizadas no seminário proposto.

			descritos numa base bibliográfica emergente. Estes são explicados e demonstrados com exemplos úteis.	
Dunst, C. J., Trivette, C. M., & Hamby, D. W. (2007). Meta-análise da investigação sobre práticas de ajuda centradas na família. *Mental retardation and developmental disabilities research reviews, 13*(4), 370378.	Meta-análise da investigação sobre a relação entre as práticas de prestação de ajuda da FCC e os resultados da intervenção.	47 estudos que, no seu conjunto, incluíram mais de 11 000 participantes de sete países diferentes. A meta-análise foi orientada por uma teoria baseada na prática da prestação de ajuda centrada na família.	As práticas importantes para uma FCC eficaz podem ser classificadas nos seguintes grupos: **práticas relacionais** (por exemplo, escuta ativa, compaixão, empatia, colaboração e respeito). **práticas participativas** (prática individualizada, flexível e sensível às preocupações e prioridades da família; envolvimento da família na consecução dos objectivos e resultados desejados).	Esta informação será incorporada nas práticas da FCC aprendidas no programa de intervenção.

4. Evidências que apoiem a compreensão dos factores que influenciam o local de trabalho:

4.1 Existem provas de que a implementação de políticas facilitou a prestação de serviços de FCC e melhorou os resultados dos clientes?

4.2 Existem provas que indiquem que as organizações beneficiam com a adoção do FCC? (por exemplo, eficácia em termos de custos, pacientes satisfação com os serviços, realização dos objectivos do doente, outros)?

Referência	Tipo de relatório	Conceção do estudo	Principais conclusões	Aplicação

DiGioia III,A. M., Fann, M. N., Lou, F., & Greenhouse, P. K. (2013). Integrando o cuidado centrado no paciente e na família com a política de saúde: Four Proposed Policy Approaches. *Gestão da Qualidade nos Cuidados de Saúde, 22*(2), 137-145.	Descrição de um modelo e aplicação	Os autores descrevem a Metodologia e Prática dos Cuidados Centrados no Paciente e na Família (PFCC M/P), concebida especificamente para os cuidados de saúde, para estabelecer e manter o centramento no paciente em qualquer contexto de cuidados.	Embora as definições de cuidados centrados no doente e na família tenham evoluído, os modelos reais para os aplicar estão atrasados. Os autores apresentam um modelo de metodologia de implementação dos Cuidados Centrados no Paciente e na Família (CCF) que foi implementado em mais de 60 unidades de cuidados de saúde diferentes, com melhorias mensuráveis na experiência de cuidados prestados ao paciente e à família e na diminuição do desperdício e dos custos. Os passos para a implementação deste modelo são claramente descritos: **Etapa 1:** Selecionar uma experiência de cuidados a melhorar e definir os pontos de início e de fim da experiência de cuidados em que se deve concentrar **Etapa 2:** Estabelecer um Conselho Orientador da CCFP **Etapa 3:** Avaliar o estado atual através de Shadowing, Mapeamento do Fluxo de Cuidados e outras ferramentas do PFCC Co design Toolkit **Etapa 4:** Criar um grupo de trabalho sobre a experiência de cuidados da CCFP **Etapa 5:** Criar uma visão partilhada, escrevendo a história dos cuidados ideais do ponto de vista do doente e da família **Etapa 6:** Formar equipas de melhoria do projeto PFCC para colmatar as lacunas entre as experiências de cuidados no estado atual e o ideal.	O artigo fornece provas e sugestões práticas para as políticas da FCC que podem ser ensinadas aos participantes no curso e implementadas no local de trabalho.

Referência	Tipo de relatório	Conceção do estudo	Principais conclusões	Aplicação
			Os autores especificam quatro opções políticas opcionais para apoiar a implementação do modelo e discutem os benefícios da adoção dessas políticas.	
Comité dos cuidados hospitalares e dos institutos de cuidados centrados no doente e na família. (2012). Cuidados centrados no paciente e na família e o papel do pediatra. *Pediatria, 129* (2), 394-404.	Revisão da literatura		Esta revisão apresenta vários estudos que fornecem evidências para apoiar a relação custo-eficácia da FCC. Os autores concordam que, para incorporar adequadamente os conceitos de FCC, os profissionais têm de investir tempo extra, que deve ser pago sem complexidades administrativas indevidas, uma vez que poupará dinheiro a longo prazo. Os exemplos de custo-eficácia são: • Utilização mais eficiente dos recursos de cuidados de saúde (por exemplo, mais cuidados geridos em casa, diminuição de hospitalizações desnecessárias e de visitas a serviços de urgência, utilização mais eficaz dos cuidados preventivos). • Um ambiente de prática que aumente a satisfação profissional, tanto em regime de internamento como de ambulatório, reduzindo assim a rotatividade. • Uma possível diminuição do número de acções judiciais, da gravidade das acções e das despesas judiciais. • Uma posição mais competitiva no mercado dos cuidados de saúde. *Não foram fornecidos valores reais em dólares para apoiar a avaliação quantitativa da relação custo-eficácia.	O artigo apoia o modelo explicativo proposto e a importância das políticas organizacionais. Os exemplos fornecidos podem ser usados para ilustrar os benefícios da FCC para o marketing de oficinas.
Britto, M. T., Anderson, J. M., Kent, W. M., Mandel, K. E., Muething, S. E., Kaminski, G. M.,.	Estudo de caso	Descrição do programa	Os membros da família eram parte integrante das equipas de melhoria da segurança e da qualidade. Como resultado, o hospital alcançou a excelência em termos de qualidade, segurança e experiência do paciente, tendo recebido várias distinções e prémios.	Os participantes no workshop ficarão a conhecer os benefícios da inclusão das famílias

Referência	Tipo de relatório	Conceção do estudo	Principais conclusões	Aplicação
. . Kotagal, U. R. (2006). Cincinnati Children's Hospital Medical Center: transformando os cuidados para crianças e famílias. *Joint Commission Journal on Quality and Patient Safety, 32*(10), 541-548.				na equipa de garantia de qualidade.
Sodomka, P., Scott, H., Lambert, A., & Meeks, B. (2006). Cuidados centrados no doente e na família num centro médico académico: informática, parcerias e visão de futuro. *Nursing and Informaticsfor the 21st Century: An International Look at Practice, Trends and the Future. Chicago, IL: Healthcare Information and Management Systems Society*, 501-506.	Apresentação de um artigo numa conferência	Descrição do programa	As famílias participaram no planeamento do projeto do novo hospital e têm estado envolvidas no planeamento do programa, na formação do pessoal e noutros comités e grupos de trabalho importantes do hospital. Nos últimos anos, este hospital pediátrico tem recebido consistentemente as mais altas pontuações de satisfação de pacientes e familiares numa pesquisa nacional de instalações pediátricas comparáveis. Além disso, tem demonstrado uma diminuição do tempo de permanência, redução de erros médicos e maior satisfação do pessoal.	Os participantes no workshop ficarão a conhecer as vantagens de incluir as famílias em diferentes comités da sua organização/agência.

5. Provas para compreender a influência das percepções sociais

5.1 Existem provas que indiquem como as noções implícitas afectam os comportamentos e a comunicação entre os pais e os prestadores de serviços numa comunidade?

Referência	**Tipo de relatório**	**Conceção do estudo**	**Principais conclusões**	**Aplicação**
Harkness, S., Super, C. M., Sutherland, M.A., Blom, M. J., Moscardino, U., Mavridis, C. J., & Axia, G. (2007). A cultura e a construção de hábitos na vida quotidiana: Implicações para o desenvolvimento bem sucedido de crianças com deficiência. *OccupationalTherapy Journal of Research, 27*, 33S.	Apresentação de um modelo ilustrado por dois estudos de caso	Entrevistas qualitativas aprofundadas realizadas em Itália, nos Países Baixos e nos Estados Unidos.	As etno-teorias parentais (ideias e noções implícitas, tidas como certas e relacionadas com a cultura) conduzem a crenças específicas que se traduzem em práticas quotidianas e, eventualmente, em resultados, tanto no desenvolvimento da criança como no funcionamento da família. Os autores demonstram como diferentes etno-teorias conduzem a diferentes práticas e prioridades quotidianas. Os autores discutem a consideração da variabilidade cultural nas ideias dos pais sobre "desenvolvimento bem-sucedido", que desafia ou apoia o trabalho do terapeuta ocupacional.	O artigo fornece provas do impacto do Macrossistema, incluindo as percepções da sociedade sobre a FCC. Os participantes no curso serão levados a examinar e a refletir sobre as suas próprias entnoteorias e as dos pais com quem trabalham.

Apêndice B: Resumo avaliativo dos mecanismos eficazes para promover a FCC

1. Provas de boas práticas e de mecanismos eficazes da FCC

Referência	**Conceção do estudo**	**Fundamentação teórica**	**Ingredientes activos**	**Apoio empírico**	**Aplicação ao projeto OTD**

King, G., & Chiarello, L (2014). Cuidados centrados na família para crianças com paralisia cerebral: Considerações conceptuais e práticas para melhorar os cuidados e a prática. *Jornal de Neurologia Infantil. Journal of Child Neurology*, (Edição Especial de agosto, Secção 4).	Análise dos resultados de investigações recentes sobre a FCC em várias profissões.	O CCF refere-se à forma como os profissionais de saúde interagem, prestam serviços e envolvem os clientes e as suas famílias nos seus cuidados. -Os elementos-chave da prática centrada na família incluem a ênfase nos pontos fortes da criança e da família e não nos défices, facilitando a escolha e o controlo da família e criando um ambiente terapêutico que optimiza o desenvolvimento de uma relação de colaboração entre a família e o profissional (Espe- Sherwindt, 2008). -ainda existe uma falta de compreensão teórica dos comportamentos dos prestadores de serviços de FCC e do apoio contextual	**-Os comportamentos** do prestador de serviços **centrados na família (FC)** associados a resultados bem sucedidos incluem a comunicação, a partilha de informações, a colaboração, a promoção do envolvimento e da escolha da família, o aproveitamento dos pontos fortes e a prestação de apoio. Mais informações sobre ingredientes específicos são apresentadas abaixo:		Os objectivos da intervenção serão remediar os desafios e reforçar os comportamentos de CF mencionados. -Os desafios da implementação incluem a falta de compreensão, a orientação inadequada para orientar os comportamentos e práticas dos prestadores e a implementação marginal (Kuo et al., 2012)

Referência	Conceção do estudo	Fundamentação teórica	Ingredientes activos	Apoio empírico	Aplicação ao projeto OTD
		necessário para assegurar a transposição da FCC para a prática **Princípios e abordagem da FCC transcendem o tipo de deficiência, mas podem ser específicos de um sistema organizacional.			
		A definição conjunta de objectivos pode criar um sentido de parceria, aumentar os sentimentos de competência e incentivar o envolvimento do cliente na terapia (0ien, Fallang, & Ostensjo, 2010).	**A definição de objectivos em colaboração** é reconhecida como um componente-chave do aspeto de parceria dos cuidados centrados na família.	Um conjunto substancial de investigação em psicologia demonstra que objectivos claros e funcionais aumentam a motivação e conduzem a melhores resultados (Eccles & Wigfield, 2002; Locke & Latham, 2002)	Os modelos mencionados no artigo podem ser úteis para promover a colaboração.
		Uma boa comunicação permite que os prestadores de serviços compreendam as visões do mundo, as necessidades e as prioridades dos clientes, permitindo assim que os prestadores adaptem as informações, o aconselhamento e os serviços de apoio aos	**Uma comunicação eficaz** está fortemente ligada à satisfação do cliente e é um aspeto essencial dos cuidados de elevada qualidade.	Numerosos estudos apontam para o papel integral da comunicação no encontro terapêutico e no estabelecimento de uma relação forte e contínua com o paciente.	A intervenção deve incluir formação para uma comunicação eficaz

Referência	Conceção do estudo	Fundamentação teórica	Ingredientes activos	Apoio empírico	Aplicação ao projeto OTD
		recomendações para as circunstâncias únicas, recursos, preocupações quotidianas e rotinas das famílias (Bedell, Khetani, Cousins, Coster, & Law, 2011; Gillian King, Baxter, Rosenbaum, Zwaigenbaum, & Bates, 2009). Para além disso, a comunicação pode criar e definir relações entre os participantes (King, Servais, Bolack, Shepherd, & Willoughby, 2012).		relação cliente-praticante (King & Chiarello, 2014)	
		A atenção centrada no paciente é uma noção central na crescente literatura sobre educação interprofissional e prática colaborativa. Atualmente, os serviços são prestados com maior frequência por equipas interprofissionais, o que cria complexidades adicionais para a centragem na família.	**Trabalho em equipa interprofissional ou coordenação de equipas.**	Os estudos indicam um reconhecimento crescente de que a colaboração entre os prestadores de serviços é necessária para a implementação bem sucedida de cuidados centrados na família (Wright, Hiebert-Murphy, & Trute, 2010).	O seminário deve abordar as competências essenciais da EPI/CPI.

Referência	Conceção do estudo	Fundamentação teórica	Ingredientes activos	Apoio empírico	Aplicação ao projeto OTD
		Os comportamentos da FCC influenciam a auto-eficácia dos pais, e a auto-eficácia dos pais pode afetar os resultados das crianças (Dunst, Trivette, & Hamby, 2007). De acordo com o modelo FCC de Dempsey e Keen (Dempsey & Keen, 2008), os comportamentos FCC centram-se na construção de atribuições de controlo dos pais (e.g., locus de controlo, auto-eficácia). Estas são uma variável mediadora central. Influenciam os juízos e as capacidades dos pais para proporcionar aos seus filhos oportunidades de aprendizagem que promovam o desenvolvimento. As práticas participativas são o que distingue os cuidados centrados na família de outras abordagens de intervenção e conduziram a uma maior satisfação e a melhores resultados.	**Comportamentos de prestação de cuidados:** (a) práticas relacionais ou **interpessoais** (escuta ativa, compaixão, empatia e respeito, enfoque na força da família); b) práticas participativas, instrumentais ou **orientadas para objectivos** (escolhas informadas da família e envolvimento da família na consecução dos objectivos desejados) (Dunst & Trivette, 2009a; Forry, Moodie, Simkin, & Rothenberg, 2011).	As práticas de FCC melhoram o envolvimento do cliente, a capacitação dos pais, a auto-eficácia, o controlo e a capacidade (Dunst & Dempsey, 2007; Dunst et al., 2007).	Os comportamentos de prestação de cuidados podem ser auto-avaliados antes do workshop, e os participantes podem estabelecer objectivos pessoais para o desenvolvimento das competências necessárias. ****Mensagem importante a realçar no programa: uma relação família-provedor respeitosa e solidária é importante, mas não é suficiente, por si só, para otimizar os resultados. A satisfação com os cuidados baseia-se muitas vezes nas caraterísticas das pessoas que tornam os serviços positivos, mas isso nem sempre é suficiente para otimizar os resultados.*

Referência	Conceção do estudo	Fundamentação teórica	Ingredientes activos	Apoio empírico	Aplicação ao projeto OTD
					traduzir-se em bons resultados para os clientes, por uma série de razões.
			Cultura de trabalho de apoio: as políticas e os comportamentos de apoio dos gestores de serviços permitiram aos terapeutas implementar a definição de objectivos de colaboração. A medida em que os cuidados centrados na família são valorizados, apoiados através de políticas e recursos, e esperados pela liderança administrativa parece ser um fator determinante da sua concretização. É necessário melhorar **a coordenação dos serviços, a colaboração entre agências e os sistemas integrados de cuidados** para que a FCC seja eficaz (Kuo et al., 2012; Nolan, Orlando, & Liptak, 2007; Wright et al., 2010).	Um número crescente de estudos indica a importância da cultura organizacional e dos factores administrativos na capacidade dos prestadores de serviços para prestar cuidados centrados na família (Kuo et al., 2012; Law et al., 2003; Wright et al., 2010)	A cultura de trabalho dos participantes deve ser explorada e abordada durante o workshop. Aprender sobre como os participantes podem promover a cultura da FCC seria imperativo para a implementação de comportamentos de CF recém-aprendidos.

Referência	Conceção do estudo	Fundamentação teórica	Ingredientes activos	Apoio empírico	Aplicação ao projeto OTD
			Os factores de impedimento no local de trabalho incluíam cargas de trabalho elevadas, supervisores que não apoiavam os cuidados centrados na família como uma prioridade, formação profissional limitada e falta de políticas de colaboração, falta de recursos, especialmente financeiros.		
			A implementação do FCC exige continuidade em todos os aspectos dos cuidados, desde o contacto inicial com a família, passando pelo exame, diagnóstico, planeamento da intervenção, intervenção e alta dos serviços. Os prestadores de serviços devem ter oportunidades suficientes para conversar com as famílias, a fim de estabelecer claramente o âmbito e o objetivo do serviço. As avaliações e os tratamentos são efectuados de acordo com o que foi acordado.		Estas ideias de um continuum devem ser realçadas no workshop. Os participantes devem ser encorajados a considerar a forma como a FCC seria implementada em cada etapa do continuum.

Referência	Conceção do estudo	Fundamentação teórica	Ingredientes activos	Apoio empírico	Aplicação ao projeto OTD
			objectivos e expectativas. As ferramentas de avaliação que podem ser utilizadas para avaliar o nível de FCC fornecido incluem o MPOC.		
Woods et al. (2011). Consulta colaborativa em ambientes naturais: Estratégias para melhorar os apoios e serviços centrados na família. *Language, Speech, and Hearing Services in Schools*, *42*(3), 379-392.	Revisão da teoria e da prática baseada em provas na FCC *Embora este documento se centre no papel do SPL em[EI] :... as informações apresentadas são muito pertinentes	Os modelos teóricos habitualmente utilizados para o trabalho colaborativo da FCC são • consulta colaborativa (Buysee & Wesley, 2004), • coaching (Hanft etal., 2004; Peterson et al., 2007), • com base na participação (Campbell & Sawyer, 2007). Cada abordagem tem caraterísticas distintas, mas todas partilham a mesma premissa e intenção de apoiar um melhor desempenho e resultados para os prestadores de cuidados. Os princípios da educação de adultos são apresentados como chave para uma relação bidirecional de ensino e aprendizagem entre a família e o profissional.	As técnicas específicas descritas nos modelos de consulta colaborativa e de coaching incluem a **modelação, a escuta reflexiva, o questionamento, o feedback sobre o desempenho, a estimulação e a resolução de problemas**, todas elas estratégias específicas descritas numa base bibliográfica emergente. Estas são explicadas e demonstradas com exemplos úteis no documento.		A modelação, a escuta reflexiva, o questionamento, o feedback sobre o desempenho, o estímulo e as estratégias de resolução de problemas devem ser introduzidos e praticados na intervenção do OTD

Referência	Conceção do estudo	Fundamentação teórica	Ingredientes activos	Apoio empírico	Aplicação ao projeto OTD
Lindsay et al. (2012) Trabalhar com famílias de imigrantes que criam uma criança com deficiência: desafios e recomendações para os prestadores de cuidados de saúde e serviços comunitários. *Deficiência e Reabilitação*	Entrevista aprofundada com 13 prestadores de serviços que trabalham com famílias imigrantes que criam uma criança com deficiência.		Recomendações para aspectos-chave da formação, com base nos comentários dos participantes: - os prestadores de serviços devem participar em acções de formação e educação sobre cuidados culturalmente sensíveis, para melhor satisfazerem as necessidades dos clientes. • **Quando se trabalha com famílias imigrantes, é necessário mais tempo para criar confiança e estabelecer relações.** • Os médicos devem ser **sensíveis às questões de género** e tentar **envolver ambos os pais na tomada de decisões** sobre os cuidados a prestar aos seus filhos. • Os prestadores de cuidados de saúde devem aumentar a sensibilização para os recursos disponíveis no hospital e na comunidade.	Os prestadores de cuidados de saúde relataram desafios na prestação de cuidados a famílias imigrantes que criam uma criança com deficiência devido a: (1) falta de formação na prestação de cuidados culturalmente sensíveis; (2) questões linguísticas e de comunicação; (3) discrepâncias na concetualização da deficiência entre os prestadores de cuidados de saúde e os pais imigrantes; (4) criação de relações; e (5) ajudar os pais a defenderem-se a si próprios e aos seus filhos.	O reforço da sensibilidade cultural deve ser abordado num dos módulos/áreas de conteúdo do programa. As recomendações são úteis e devem ser incorporadas no conteúdo do programa.

2. Meios para preparar os profissionais para a aplicação da FCC

Referência	Conceção do estudo	Fundamentação teórica	Ingredientes activos	Apoio empírico	Aplicação ao projeto OTD
King, G., & Chiarello, L. (2014). Cuidados centrados na família para crianças com paralisia cerebral: Considerações conceptuais e práticas para melhorar os cuidados e a prática. Journal of Child Neurology.	Análise dos resultados da investigação recente sobre a FCC.	Os autores sugerem vários modelos de prática que podem ser utilizados como guia para a implementação do FCC. O seu ponto forte é a infusão de princípios de cuidados centrados na família com ideias sobre a prática colaborativa e a intervenção em contextos do mundo real. Os modelos destacam os terapeutas como colaboradores, consultores, facilitadores, educadores e treinadores.	Todos os modelos foram desenvolvidos por profissionais, são baseados na força, relacionais e promovem a mudança através da definição colaborativa de objectivos e da capacitação do cliente. O modelo de coaching de Desempenho Ocupacional (Graham, Rodger, & Ziviani, 2009) destaca a capacitação e as intervenções em contextos do mundo real. O modelo transdisciplinar de coaching centrado na solução para a reabilitação pediátrica (SFCPeds) (Baldwin et al., 2013) enfatiza a exploração de um futuro preferido e utiliza estratégias centradas na solução em vez da resolução colaborativa de problemas. Por conseguinte, os principais métodos incluem o trabalho com recursos e questões estratégicas para construir a intervenção. Foster, Dunn e Lawson (2013) destacam os elementos de mudança através da reflexão sobre a relação pais-treinador e o envolvimento da criança.	As evidências emergentes apontam para a eficácia dos modelos de coaching para ajudar as famílias a atingir objectivos significativos de participação da criança e ajudar os pais a sentirem-se mais competentes.	Estes modelos são muito úteis e podem oferecer estrutura e orientação para a oficina.

Referência	Conceção do estudo	Fundamentação teórica	Ingredientes activos	Apoio empírico	Aplicação ao projeto OTD
		Os fundamentos teóricos do papel da reflexão no desenvolvimento de competências podem ser encontrados, por exemplo, em (Cohn, Schell, & Crepaeu, 2010; King, 2009; Schell, 2013).	A reflexão sobre as **próprias crenças e comportamentos** é essencial para desenvolver a perícia como profissional (King & Chiarello 2014).	Uma revisão sistemática examinou 29 estudos sobre a reflexão em profissionais de saúde e concluiu que a reflexão conduz a uma aprendizagem mais profunda, a ligações sociais mais fortes e a uma melhor articulação entre a teoria e a prática (Mann, Gordon, & MacLeod, 2009).	A investigação reflexiva e o desenvolvimento da prática reflexiva devem ser incluídos como uma das principais competências a desenvolver no seminário e na orientação subsequente.
Madsen, W.C. (2013) Aplicações de Mapas de Ajuda Colaborativa: Apoiar o desenvolvimento profissional, a supervisão e as equipas de trabalho em FamilyCentered	Descrição de uma autoavaliação que é útil para melhorar a reflexão, a colaboração e a definição de objectivos. Os estudos de caso ilustram como os mapas podem ser	Não são apresentados antecedentes teóricos formais, mas pode inferir-se que a reflexão e a colaboração são influenciadas pelas teorias cognitivo-comportamentais e pelas teorias de definição de objectivos. Também parece inspirar-se em modelos de gestão/empresa, uma vez que se assemelha a um modelo SWOT	O Mapa de Ajuda Colaborativa requer que o **profissional ou a família identifiquem a sua visão** ("Para onde quer ir na sua vida ou no seu trabalho?"), **Obstáculos** (O que é que impede a sua visão?), **Apoios** ("Quem e o quê o apoia na concretização da sua visão?") e **Formulação de um plano de ação** ("Como podemos recorrer a apoios para ultrapassar os obstáculos e ajudá-lo a concretizar a sua visão?").	*Não são fornecidas provas empíricas, mas existem muitos exemplos de aplicações que promovem a reflexão e a colaboração.	O Mapa de Ajuda Colaborativa será integrado no workshop como um mecanismo simples e útil que pode ser utilizado para melhorar a reflexão dos profissionais,

Referência	Conceção do estudo	Fundamentação teórica	Ingredientes activos	Apoio empírico	Aplicação ao projeto OTD
Prática. Family Process, 53(1),3-21.	útil na supervisão e no trabalho com as famílias.	análise. Madsen fornece vários exemplos de aplicação desta ferramenta em conversas com pais e profissionais de tutoria.			facilitar o debate e a definição de objectivos com os pais e ser utilizado como uma ferramenta para melhorar o trabalho em equipa, a visão partilhada e a definição de objectivos.
Beatson, J. (2006). Preparação de patologistas da fala como profissionais centrados na família na avaliação e planeamento de programas para crianças com perturbações do espetro do autismo. Seminários em Fala e Linguagem,	O artigo descreve os princípios de ensino de um programa financiado por uma bolsa de estudos para preparar estudantes de IP/SLP para a prestação de serviços de FCC a famílias com uma criança com PEA	A base teórica não é mencionada, mas há uma abundância de apoio à incorporação de ingredientes: *Embora se trate de um programa de "pré-serviço", o autor indica que os elementos-chave podem ser utilizados como um guia para profissionais que procuram oportunidades de desenvolvimento profissional. A investigação indica que os elementos essenciais da formação	-Os valores centrados na família devem ser integrados em todos os aspectos do currículo na preparação dos profissionais de saúde. -As famílias **devem ser envolvidas na preparação dos prestadores de serviços**, tanto na sala de aula como nas próprias casas das famílias: os programas universitários devem incorporar o "corpo docente familiar" para ensinar juntamente com o corpo docente regular (ver abaixo). -Os estudantes devem adquirir **competências técnicas e de liderança** (avaliação e intervenção em condições específicas, **trabalho em equipa colaborativo interdisciplinar e resolução de conflitos**, e **prática baseada em provas**). "Com um	A investigação indica que os elementos de formação essenciais necessários para transformar os SLPs em pré-serviço, desde a compreensão dos cuidados centrados na família até serem profissionais centrados na família, incluem um enfoque nas competências técnicas e de liderança, bem como uma variedade de experiências com famílias que têm filhos com necessidades especiais.	O seminário de OTD deve incluir "professores de família"; garantir que haja muita experiência com famílias (talvez entre duas sessões do seminário) e abordar formas de melhorar as competências técnicas (ou clínicas específicas) e de liderança dos participantes.

Referência	Conceção do estudo	Fundamentação teórica	Ingredientes activos	Apoio empírico	Aplicação ao projeto OTD
27(1), 1-9.		O programa de formação de professores de SLP, necessário para transformar os profissionais de SLP em formação, desde a compreensão dos cuidados centrados na família até à sua transformação em profissionais centrados na família, inclui um enfoque nas competências técnicas e de liderança, bem como uma variedade de experiências com famílias que têm filhos com necessidades especiais.	O aumento da competência vem acompanhado de um aumento da confiança, permitindo que o SLP assuma naturalmente um papel de liderança ao defender programas baseados em evidências". -Os alunos devem ter uma variedade de experiências com famílias para compreenderem o contexto em que as famílias vivem e apoiam os seus filhos com necessidades especiais.		
Whithead et al. (1998). Integrar os pais no tecido da formação interdisciplinar em intervenção precoce: Como integrar e apoiar o envolvimento da família na formação. *Infants & Young Children, 10* (3),	Descrição da avaliação do programa: três implementaçõe s de um programa com a duração de um ano para preparar profissionais para a FCC em EI - o programa foi		Quatro aspectos principais do programa: 1. Participantes com experiências clínicas diversas (diferentes contextos, pacientes, etc.). 2. **Seminário: ensino didático por docentes profissionais e familiares: (pais e irmãos) envolvendo as famílias no ensino** e **no comité consultivo** (conceção e avaliação contínua do currículo), informações valiosas e também modelos de colaboração. 3. **Mentor familiar**: os alunos passam algum tempo com a família SEM tratar (ver referências do Manual do Mentor Familiar) - para sensibilizar os alunos	Os dados quantitativos indicam níveis elevados de satisfação dos formandos e de sentimento de aprendizagem. As reflexões foram importantes para partilhar os pontos de vista emergentes da FCC, bem como para reformular a visão negativa ou de julgamento das famílias.	Ideias muito importantes a incluir na intervenção, especificamente os papéis do corpo docente e do mentor da família na conceção, prestação e avaliação da intervenção.

Referência	Conceção do estudo	Fundamentação teórica	Ingredientes activos	Apoio empírico	Aplicação ao projeto OTD
44-53	avaliados através de auto-relatórios qualitativos e quantitativos preenchidos pelos formandos para indicar o nível de utilidade de cada atividade/ambiente.		à realidade da vida quotidiana (i.e.: jantar, festa de aniversário, consulta médica, sessão de terapia...). 4. **Equipa interprofissional**: participação no processo do PEI e nas reuniões da equipa.		
Sewell, T. (2012).Arewe Adequately Preparing Teachers to Partner with Families? Early Childhood Education Journal. pp. 259-263.	Revisão da literatura para avaliar a preparação dos professores para a parceria com as famílias (percepções e mecanismos de formação)	Os professores vêem a FCC como uma tarefa assustadora e impossível de gerir devido à falta de preparação e formação. Muitas vezes, a preparação não enfatiza suficientemente a importância da parceria com as famílias para permitir que os professores em formação apliquem na prática os conhecimentos	-Para os alunos: mesmo um curso terá impacto, mas o ideal é a infusão de conteúdos em todos os cursos. **A inclusão das famílias como professores** e a oferta de experiências práticas são eficazes. -Profissionais em exercício: **a formação contínua em serviço** é imperativa, não só para educar os professores em exercício, mas também para os apoiar na sua prática diária com as famílias.		Este documento oferece um apoio adicional ao envolvimento da família na educação e à necessidade de um desenvolvimento profissional contínuo.

Referência	Conceção do estudo	Fundamentação teórica	Ingredientes activos	Apoio empírico	Aplicação ao projeto OTD
King et al. (2011). Avaliação de um programa de orientação em terapia ocupacional: efeitos nas competências dos terapeutas e no comportamento centrado na família. *Fisioterapia e Terapia Ocupacional em Pediatria*, *31* (3), 245-62.	Descrição da avaliação de um programa de 1 mês para melhorar os comportamentos e competências de 25 TOs FCC em diferentes departamentos de um hospital em Toronto. As avaliações incluíram auto-relatórios e relatórios de pares sobre Escuta Efectiva e Comunicação Interactiva, MPOC, Auto-Nomeação	Com base no modelo de King de 2009, o envolvimento dos terapeutas na prática deliberada gera feedback, que por sua vez é fundamental para processar e refletir sobre a experiência. A reflexão efectiva conduzirá a um maior envolvimento em oportunidades de aprendizagem deliberada. Presume-se que este ciclo reforce os conhecimentos e os comportamentos dos terapeutas, o que, em última análise, conduzirá a uma maior especialização.	**-actividades de aprendizagem diversificadas** **-feedback dos auto-relatórios, do supervisor e dos pares** **-reflexão** **-tutoria individual e em grupo**	Foram encontradas alterações positivas na prestação de informações, no tratamento respeitoso, na auto-confiança e na capacidade de escuta e clínica. Não foram encontradas mudanças nas variáveis de abertura de espírito, sensibilidade interpessoal e habilidade interpessoal. Os terapeutas experientes obtiveram pontuações mais elevadas do que os novos terapeutas na maioria das variáveis, incluindo o comportamento centrado na família, a capacidade de escuta e a capacidade clínica.	A estrutura e as avaliações do programa serão úteis na conceção das componentes de tutoria e dos testes pré-pós.

Referência	Conceção do estudo	Fundamentação teórica	Ingredientes activos	Apoio empírico	Aplicação ao projeto OTD
	Escala de Especialização				
Hanna & Rodger (2002). Towards FCC in paediatric occupational therapy: parenttherapist collaboration. *AOTJ*, *49*(1), 14-24.	Revisão da literatura sobre a colaboração entre pais e profissionais e práticas nos EUA, Canadá e Austrália.	(*não se trata de um programa/intervenção real - apenas ideias baseadas na literatura atual).	Os autores sugerem elementos da FCC a ter em conta para melhorar a colaboração: • **Reflexão sobre a cultura e os antecedentes únicos.** • **Estabelecer políticas de apoio a nível organizacional.** • **Estabelecer objectivos com os pais e trabalhar em conjunto para os atingir.** • **Compreender que o modelo médico ainda é proeminente e procurar formas de adotar abordagens mais colaborativas.**		Recordar a necessidade de políticas de apoio a nível organizacional e de sensibilidade cultural.
Beach et al. (2005). Cultural Competency: A Systematic Review of Health Care Provider Educational Interventions (Uma Revisão Sistemática das Intervenções Educativas dos Prestadores de Cuidados de Saúde). *Medical Care*, *43*(4), 356-373.	Revisão sistemática de 34 estudos que descrevem os resultados de um programa para melhorar a competência cultural.		A formação em competências culturais é promissora como estratégia para melhorar os conhecimentos, atitudes e aptidões dos profissionais de saúde. No entanto, faltam provas de que melhora a adesão dos doentes à terapêutica, os resultados em termos de saúde e a equidade dos serviços entre grupos raciais e étnicos.	Existem excelentes provas de que a formação em competências culturais melhora os conhecimentos dos profissionais de saúde; existem boas provas de que a formação em competências culturais melhora as atitudes e as competências dos profissionais de saúde	

Referência	Conceção do estudo	Fundamentação teórica	Ingredientes activos	Apoio empírico	Aplicação ao projeto OTD
				profissionais. Boas provas de que a formação em competências culturais tem impacto na satisfação dos doentes. No entanto, nenhum estudo avaliou os resultados do estado de saúde dos doentes e a relação custo-eficácia da formação não foi determinada.	

3. Melhores práticas para uma formação/desenvolvimento profissional eficaz

Referência	Conceção do estudo	Fundamentação teórica	Ingredientes activos	Apoio empírico	Aplicação ao projeto OTD

Brown, J. A., & Woods, J. J. (2012) Avaliação de um programa de desenvolvimento profissional de comunicação online multicomponente para intervencionistas precoces. Journal Of Early Intervention, 34(4), 222-242.	Avaliação de um curso em linha de desenvolvimento profissional (DP) para melhorar a comunicação em contextos de EI. Os participantes incluíram 25 prestadores de serviços de IE	Como a literatura demonstra as limitações dos workshops e apoia sistemas de DP abrangentes, os desafios em termos de tempo e recursos tornam-se fundamentais. O DP apoiado pela tecnologia está a ganhar força para responder de forma flexível às necessidades de formação (Chen, Klein, & Minor, 2009). O programa foi concebido com oportunidades para desenvolver os conteúdos através da observação, da prática, da reflexão e da aplicação contextual (Buysse, Winton, & Rous, 2009; Dunst & Trivette, 2009c) O R.O.P.E. (Ler, Observar, Praticar, Expor) é um método de ensino que fornece	- impacto promissor dos programas **de DP multicomponentes em linha** - **A aprendizagem situada foi apoiada por exemplos de vídeos anotados, apresentações narradas**, acesso à câmara de vídeo, organização de conteúdos específicos (R.O.P.E.) e exemplos de vídeos práticos. R.O.P.E. Cada unidade foi estruturada utilizando o método de ensino R.O.P.E. (Ler, Observar, Praticar, Expor). O método R.O.P.E. é congruente com os princípios recomendados por Johnson e Aragon (2003) para uma aprendizagem em linha eficaz: abordar as diferenças individuais, criar um contexto da vida real,	A avaliação pré-pós da aprendizagem dos participantes indicou uma mudança significativa nos conhecimentos sobre a aplicação e as medidas de autoavaliação dos conhecimentos, juntamente com a satisfação dos participantes e a perceção dos benefícios da DP.	-O programa (em linha ou presencial) deve basear-se numa sequência de observação, prática, reflexão e aplicação contextual (informações mais úteis e práticas no artigo) -Vídeos de diferentes situações a debater seriam um apoio à aprendizagem. -As avaliações para avaliar a aprendizagem dos participantes podem incluir vídeo para gravar e analisar as sessões do profissional com as famílias, analisar notas e documentos de reflexão.

Referência	Conceção do estudo	Fundamentação teórica	Ingredientes activos	Apoio empírico	Aplicação ao projeto OTD
		oportunidades de aprendizagem situadas para aumentar os conhecimentos e as competências. Baseia-se na aprendizagem em linha atual, nos princípios da aprendizagem de adultos (Bransford, Brown, & Cocking, 2000) e na instrução em linha (e componentes eficazes de DP na primeira infância (Dunst & Trivette, 2009b).	motivar o aluno, proporcionar actividades práticas, evitar a sobrecarga de informação, incentivar a interação social e encorajar a reflexão dos alunos. Os alunos lêem o conteúdo atribuído e, em seguida, participam em diversas oportunidades para observar, praticar, aplicar e refletir sobre as competências no contexto em que serão utilizadas na prática real. A aprendizagem dos alunos é então avaliada de acordo com a forma como demonstram as suas competências e conhecimentos em contextos da vida real.		
MacPherson-Court, L., McDonald, L., Drummond, J., Kysela, G. M., & Watson, S. (2005). Questões relacionadas com o desenvolvimento de um projeto de	Avaliação do curso de pós-graduação em linha sobre a FCC	(Este artigo descreve principalmente aspectos relacionados com o ensino e a aprendizagem em linha, dando menos ênfase ao conteúdo ou à estrutura da FCC. Além disso, a atenção deve centrar-se nos estudantes e não nos profissionais em exercício).	Materiais do curso: incluíam **módulos de auto-estudo** centrados na prática centrada na família e na avaliação dos pontos fortes e das necessidades da família; estratégias de ensino natural; e resolução de problemas familiares. Tarefas: Estudo de caso		Mais apoio para a viabilidade e possibilidade de ensino em linha.

Referência	Conceção do estudo	Fundamentação teórica	Ingredientes activos	Apoio empírico	Aplicação ao projeto OTD
curso para a prática centrada na família na intervenção precoce. Developmental Disabilities Bulletin, 33(12), 154-175.		O ensino e a aprendizagem em linha podem resolver dois problemas: o primeiro são os obstáculos ao ensino no campus, como o tempo, a localização e as deslocações, e as diferentes situações pessoais. O segundo é o facto de os estudantes não conseguirem aprender tudo o que há para aprender nos programas de pré-serviço e de haver um desejo de oportunidades de aprendizagem ao longo da vida.	relatos de experiências com as famílias, participação em debates.		
Dunst, Trivette & Deal (2011) Effects of in-service training on early intervention practitioners' use of family-systems intervention practices in the USA, Professional Development in	Inquérito: 473 participantes auto-avaliaram a utilidade da formação e a mudança nos seus comportamentos através de um questionário desenvolvido pelo investigador, 1 mês e 4 meses após a formação FCC. A formação foi		-As principais caraterísticas da formação em serviço associadas a benefícios positivos para o formando incluem **o envolvimento ativo do profissional nas oportunidades de aprendizagem (aplicação, reflexão, autoavaliação,** etc.), que ocorreram em **várias ocasiões ao longo do tempo:** Introdução da **prática** pelo formador; Ilustração da utilização da prática pelo formador	-Os resultados mostraram que a formação no terreno - estava associada a maiores benefícios em comparação com os outros tipos de formação, e que a formação reforçada no terreno estava associada a benefícios óptimos para os participantes. -Formação no terreno	-Considerar formas de prestar um serviço contínuo no terreno. A ideia de reunir as equipas no seu local de trabalho pode ser a melhor forma de personalizar a formação de acordo com os seus contextos, desafios e oportunidades, e de melhorar a aprendizagem ativa e a aplicação. Esta abordagem pode ser

Referência	Conceção do estudo	Fundamentação teórica	Ingredientes activos	Apoio empírico	Aplicação ao projeto OTD
Educação, 37:2, 181-196	oferecidos numa de 3 categorias: apresentações em conferências; workshops (meio dia/dia inteiro ou vários dias); ou formação no local, no terreno (básica e avançada).		prática; aplicação/utilização da prática pelo formando; **avaliação da utilização da prática pelo formando**; **reflexão do formando sobre a sua aprendizagem**; avaliação do domínio do formando; sessões múltiplas de aprendizagem. - A instrução ou formação foi ministrada em várias ocasiões e durou mais de 10 horas.	em várias ocasiões ao longo do tempo aumenta a probabilidade de que as caraterísticas que afectam de forma óptima as mudanças no comportamento do profissional sejam mais facilmente incorporadas na formação (como também mencionado em Trivette et al, 2009 - abaixo).	ministrado num formato misto/híbrido, em que os estudantes adquirem experiência no terreno e reflectem e analisam o OL.
Trivette et al.,(2009). Caraterísticas e consequências dos métodos e estratégias de aprendizagem de adultos [em linha]. Avaliação prática	Meta-análise de 79 estudos sobre quatro métodos diferentes de aprendizagem de adultos (aprendizagem acelerada, coaching, conceção guiada e just-in-time)	Trivette et al. definiram seis caraterísticas da aprendizagem de adultos, que incluíam métodos e procedimentos para: (1) introduzir e (2) ilustrar a prática que era o foco da instrução ou da formação; (3) o aluno utilizar a prática das suas experiências e (4) avaliar a implementação da prática; e (5) a reflexão do aluno sobre	Os benefícios ideais ocorrem quando: - os aprendentes participaram ativamente em todos os aspectos da aprendizagem e do domínio da utilização das práticas que constituem o objeto da instrução ou da formação. - A aprendizagem eficaz ocorre através de múltiplas experiências de aprendizagem, de grandes doses de autoavaliação do aluno sobre	As práticas associadas aos maiores tamanhos de efeito foram a utilização de contributos do aluno para ilustrar uma prática-alvo, a dramatização e as simulações do aluno, a autoavaliação do domínio por parte do aluno e a reflexão do aluno sobre a utilização de uma prática-alvo.	As implicações clínicas para o desenvolvimento profissional são claramente indicadas neste documento (p. 10). A utilização de múltiplas oportunidades para praticar, a incorporação de todos os diferentes métodos de aprendizagem, a participação ativa e as auto-avaliações são fundamentais para

Referência	Conceção do estudo	Fundamentação teórica	Ingredientes activos	Apoio empírico	Aplicação ao projeto OTD
relatórios, 2(1), 1-32.	formação), para identificar as caraterísticas específicas destes métodos associadas a benefícios óptimos para o aprendente.	e (6) autoavaliação do domínio do foco da instrução ou formação. A duração da formação (bem como outros moderadores) foi também examinada para determinar a sua influência na eficácia dos métodos de educação de adultos. Os resultados da síntese da investigação mostraram que as seis caraterísticas dos métodos de aprendizagem de adultos estavam associadas a resultados positivos para os formandos e que havia benefícios de valor acrescentado quando a maioria das seis caraterísticas era incorporada na instrução ou formação.	as suas experiências, e o instrutor facilitou a avaliação da aprendizagem do aluno em relação a um conjunto de normas ou critérios (Quadro 3).	prática de objectivos e juízos sobre as consequências da aplicação.	sucesso e implementação dos alunos.
Dunst, C. J., & Trivette, C. M. (2009b). Vamos ser PALS: Uma abordagem baseada em evidências para o desenvolvimento profissional.	Descrição de uma abordagem baseada em provas para o desenvolvimento profissional.		Os elementos-chave da PALS (Estratégia Participativa de Aprendizagem de Adultos) baseiam-se no envolvimento ativo dos formandos em todas as fases do processo de aprendizagem e de desenvolvimento de capacidades. A PALS é um processo de 4 fases	Com base na meta-análise de Trivette et al. 2009, este é um "protocolo" baseado em teoria e em provas para a conceção da prestação de serviços e	A estrutura dos PALs será utilizada como "modelo" para a realização de programas/workshops.

Referência	Conceção do estudo	Fundamentação teórica	Ingredientes activos	Apoio empírico	Aplicação ao projeto OTD
Infants & Young Children, 22(3), 164-176.			inclui: (1) introdução e ilustração do conhecimento ou da prática visados, (2) aplicação do conhecimento ou da prática, (3) avaliação da compreensão através da reflexão e da avaliação do domínio do conhecimento ou da prática, e (4) colaboração em etapas contínuas do processo de aprendizagem para desenvolver ainda mais a compreensão, a utilização e o domínio do aluno. (ver fig. 3 e quadro 3 do artigo para mais pormenores)	avaliação.	

Kolehmainen, N., & Francis, J. J.(2012). Especificando conteúdo e mecanismos de mudança em intervenções para mudar a prática dos profissionais: um	O artigo descreve um exemplo de um programa sistemático e de base teórica para mudar a vida profissional.	Teorias sobre a mudança profissional *Ver: Michie S, Johnston M, Francis J, Hardeman W, Eccles M: From theory to intervention: mapping theoretically derived behavioral determinants to behavior change techniques.	As técnicas são (1) selecionar e definir as técnicas de intervenção: As técnicas específicas são apresentadas e definidas na página 5. (2) operacionalizar as técnicas e decidir sobre a sua aplicação: O conselho consultivo de OTs seniores foi	A avaliação do programa não foi comunicada neste documento: apenas os fundamentos teóricos e as hipóteses de mudança. Os autores sublinham a importância de	O projeto -OTD deve incluir os três ingredientes principais -Os objectivos identificados neste programa de intervenção são muito relevantes para o atual projeto OTD. Justificação e

Referência	Conceção do estudo	Fundamentação teórica	Ingredientes activos	Apoio empírico	Aplicação ao projeto OTD
ilustração do estudo Good Goals em terapia ocupacional. *Implementation Science*, *7*(1), 100.	prática. (especificamente: gestão da carga de trabalho dos TO).	Appl Psychol Meas 2008, 57:660-680.	envolvidos para "traduzir" as ideias teóricas em aplicações operacionais e relevantes para o contexto. (3) formular hipóteses sobre os mecanismos através dos quais o pensamento resultará em mudança: ver quadro na p. 8 do artigo. Um workshop de dois dias foi seguido de uma reunião semanal da equipa para continuar a monitorizar e implementar conceitos (ver p.7 - estrutura da intervenção).	escolher medidas de resultados teoricamente relevantes (que existem para a FCC!).	definição poderia ser facilmente adoptada. - Deve ser incluído um conselho consultivo e consultado sobre a aceitabilidade e a pertinência das técnicas de intervenção para o contexto específico. Cultura e necessidades. -Pode ser útil elaborar um livro de exercícios para uma equipa trabalhar de forma independente, em grupo, após o seminário.

Apêndice C: Modelo Lógico

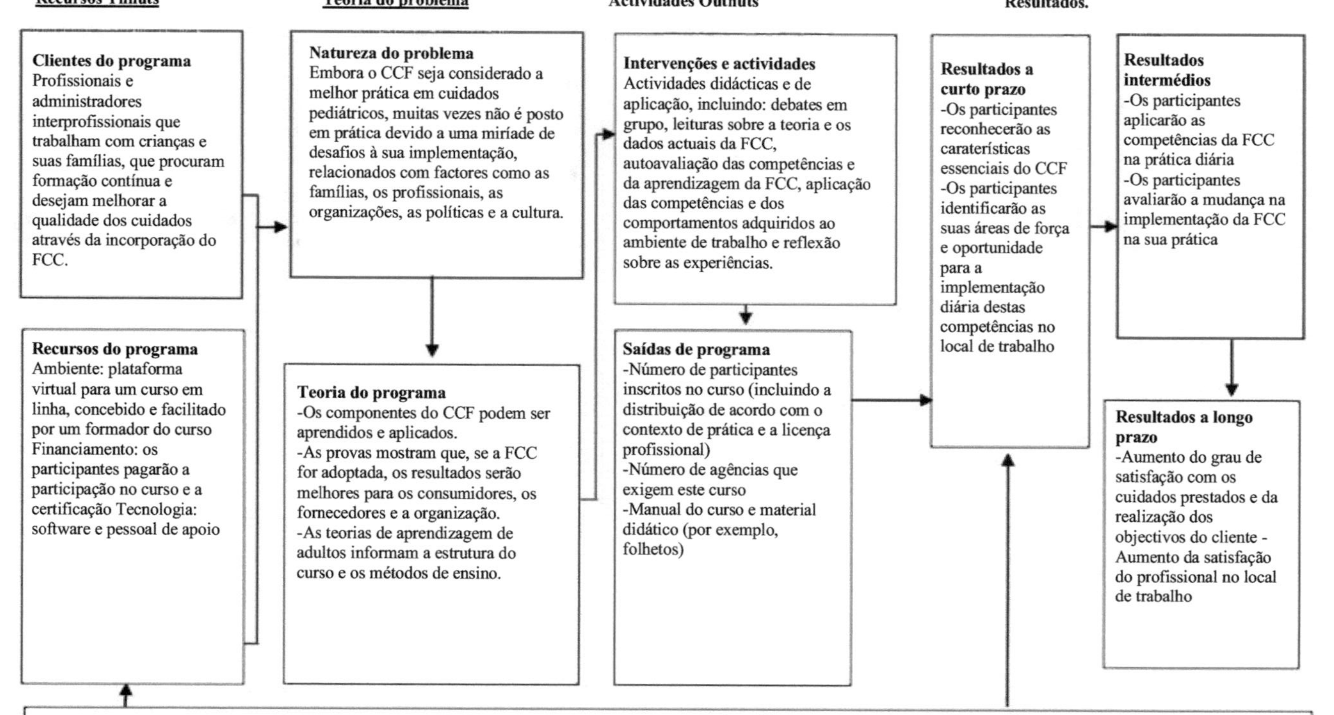

Apêndice D: Exemplos de planos de aula

Módulo 1: Introdução aos Cuidados Centrados na Família (CCF)

Prazo. 2 semanas para a conclusão do módulo.

Materiais e planeamento necessários. Acesso ao módulo em linha; marcar entrevista e observação com uma família.

Método de entrega e prazos de conclusão.

Leitura autónoma (lição 1.1)	Até ao dia 5
Chat virtual (lição 1.2)	Dia 6, 21:00 EST (provisório)
Publicação da tarefa no fórum de discussão	Até ao 11º dia
Resposta a pelo menos dois pares no fórum de discussão	Até ao 14º dia
Reunião de tutoria entre pares (lição 1.3)	Até ao 14º dia

Lição 1.1: Caraterísticas Essenciais da FCC

Objectivos. No final desta sessão, os participantes serão capazes de:

1. Identificar os pontos fortes e as áreas de oportunidade na prática de FCC do aluno.
2. Identificar as caraterísticas essenciais da FCC
3. Descrever formas de identificar a diversidade cultural e modificar os cuidados de saúde para ir ao encontro dos valores da família.
4. Aplicar estratégias para promover a auto-eficácia, a capacitação e o envolvimento dos pais.
5. Praticar competências de escuta ativa e estratégias para uma troca de informações eficaz, de acordo com as necessidades e capacidades da família.

Componentes das Estratégias Participativas de Aprendizagem de Adultos.

- Introdução: Caraterísticas essenciais da FCC e identificação de objectivos pessoais de aprendizagem e aperfeiçoamento.
- Aplicação: Observação e entrevista da família para aplicar os princípios da FCC discutidos.

Compreensão informada: trabalho de reflexão para avaliar a aprendizagem e o domínio das competências, respostas aos pares para facilitar a aprendizagem e a compreensão mútuas. Repetição e identificação dos passos seguintes no processo de aprendizagem: na autoavaliação e na atividade de tutoria pelos pares.

Medida dos processos de cuidados
(Woodside, Rosenbaum, King, & King, 1998)

Por favor, preencha o MPOC-SP agora. Analisá-lo-á mais tarde neste módulo para identificar as suas áreas de força e as áreas em que deseja concentrar-se durante este curso.

Pratico cuidados centrados na família?

Depois de ter concluído a avaliação, guarde-a e analisaremos as suas respostas depois de sabermos mais sobre a FCC.

Para começar esta lição, obtenha e preencha uma cópia da autoavaliação das Medidas dos Processos de Cuidados (MPOC) *(a ser disponibilizada eletronicamente)*. Trata-se de um questionário normalizado para avaliar o facto de um profissional se centrar na família, com várias versões. Foram desenvolvidas duas versões (longa e curta) para os pais. Iremos utilizar a terceira versão desenvolvida para os prestadores de serviços (MPOC-SP). O inquérito MPOC-SP demora 1015 minutos a ser preenchido pela maioria dos prestadores de serviços. Para cada item, ser-lhe-á pedido que responda a uma pergunta comum: "No ano passado, em que medida...". É utilizada uma escala de resposta de 7 pontos, com as seguintes opções de resposta disponíveis: 7 indica que o prestador de serviços teve esse comportamento "em grande medida", 6 = "em grande medida", 5 4 = "em grande medida", 4 = "em grau moderado", 3 = "em grau reduzido", 2 = "em grau muito reduzido" e 1 = "de modo algum". Uma pontuação de 0 indicava que o item era "não aplicável".

Introdução aos cuidados centrados na família

O seguinte videoclip foi desenvolvido pelo Institute for Patient-and FamilyCentered Care (http://www.ipfcc.org/), uma das organizações líderes em Cuidados Centrados na Família. O vídeo fornece uma visão geral dos cuidados centrados na família a partir das perspectivas dos profissionais de saúde e dos membros da família: http://www.aha.org/content/00- 10/patient family centered care.wmv

Definição de FCC

Com base nos resultados de mais de 200 estudos efectuados nas últimas décadas, em 2013 a Academia Americana de Pediatria (AAP) publicou uma declaração de política para explicar os princípios fundamentais dos Cuidados Centrados na Família (CCF). A AAP define os CCF como uma abordagem inovadora ao planeamento, prestação e avaliação dos cuidados de saúde que se baseia numa parceria mutuamente benéfica entre os doentes, as famílias e os prestadores de cuidados que reconhece a importância da família na vida do doente. Quando a FCC é praticada, molda as políticas de cuidados de saúde, os programas, a conceção das instalações, a avaliação dos cuidados de saúde e as interações diárias entre pacientes, famílias, médicos e outros profissionais de saúde. Os profissionais de saúde que praticam cuidados centrados no paciente e na família reconhecem o papel vital que as famílias desempenham na garantia da saúde e do bem-estar das crianças e dos membros da família de todas as idades. Estes profissionais reconhecem que o apoio emocional, social e de desenvolvimento são componentes integrais dos cuidados de saúde. Respeitam os pontos fortes e os valores culturais inatos de cada criança e família e encaram a experiência dos cuidados de saúde como uma oportunidade para desenvolver esses pontos fortes e apoiar as famílias nas suas funções de prestação de cuidados e de tomada de decisões. As abordagens centradas no paciente e na família conduzem a melhores resultados em termos de saúde e a uma afetação mais sensata dos recursos, bem como a uma maior satisfação do paciente e da família. Os profissionais de CCF estão a tomar consciência de que as experiências positivas de cuidados de saúde em parcerias entre prestadores e famílias podem aumentar a confiança dos pais nos seus papéis e, ao longo do tempo, aumentar a competência das crianças e dos jovens adultos para assumirem a responsabilidade pelos seus próprios cuidados de saúde, em especial na perspetiva da transição para os sistemas de serviços para adultos (APP, 2013).

O CCF baseia-se na colaboração entre doentes, famílias e profissionais de saúde nos cuidados clínicos, bem como no planeamento, prestação e avaliação dos cuidados de saúde, na educação dos profissionais de saúde e na investigação. Estas relações de colaboração são orientadas pelos seguintes princípios:

1 Ouvir e respeitar cada criança e a sua família. H 1 Considerar os antecedentes e as experiências raciais, étnicas, culturais, fl e socioeconómicas e incorporá-los no planeamento efl prestação de cuidados de saúde .	? Fnsrrring flex hi iry infl políticas, procedimentos e práticas organizacionais para que os serviços possam ser adaptados às necessidades, crenças e valores de cada criança e família e facilitar a escolha da criança e da família sobre as abordagens aos cuidados.	g Partilhar informações completas, honestas e imparciais com os doentes e as suas famílias, de forma contínua e da forma que considerem útil e afirmativa, para que possam participar efetivamente nos cuidados e na tomada de decisões ao nível que escolherem.
4.A informação sobre saúde para crianças e famílias deve ser disponibilizada de acordo com a diversidade cultural e linguística da comunidade e[f] _ lake ter em conta as literaturas sobre saúde.	5. Fornecer e/ou assegurar apoio informal (por exemplo, apoio entre pares) à criança e à família durante cada fase da vida da criança.	6. Colaborar com os doentes e as famílias a todos os níveis dos cuidados de saúde: Na prestação de cuidados à criança; na formação profissional, na definição de políticas, no desenvolvimento, implementação e avaliação de programas; e na conceção de instalações de cuidados de saúde.
	/ Reconhecer e desenvolver os pontos fortes das crianças e das famílias e capacitá-las para descobrirem os seus próprios pontos fortes, ganharem confiança e participarem infl fazer escolhas e tomar decisõesfl abortar os seus cuidados de saúde. fl	

Benefícios da FCC: para crianças, famílias, profissionais e organizações. Verificou-se que as abordagens centradas na família conduzem a melhores resultados de intervenção para as crianças e suas famílias, profissionais e organizações e estão resumidas abaixo (American Academy ofPediatrics, 2012). Revisões recentes da literatura e meta-análises de pesquisas em todos os sectores de serviços médicos e de intervenção precoce examinaram até que ponto as práticas de FCC estão relacionadas com uma ampla variedade de resultados para crianças e famílias. As evidências da investigação sugerem que as práticas de FCC têm efeitos positivos num conjunto diversificado de domínios da criança e da família, tais como uma utilização mais eficiente dos serviços, a satisfação da família com os serviços, o bem-estar da família, as práticas parentais e as componentes psicossociais, a redução da carga familiar e do stress financeiro e a melhoria dos resultados em termos de saúde ou de desenvolvimento das crianças (Bailey, Nelson, Hebbeler, & Spiker, 2007; Gooding et al, 2011; S., Teplicky, R., King, G., Rosenbaum, P. King, 2004; Kuhlthau et al., 2011; Kuo, Mac Bird, & Tilford, 2011; McBroom & Enriquez, 2009; Piotrowski, Talavera, & Mayer, 2009; Raspa et al., 2010).

Os estudos que descreveram o impacto das práticas de CCF nos profissionais identificaram que os membros da equipa que se envolveram e colaboraram com as famílias sentiram que isso era valioso para o seu trabalho (Heller & McKlindon, 1995), criaram mudanças positivas nas suas percepções das pessoas com deficiência (Widrick et al., 1991) e, em geral, levaram a um melhor desempenho no trabalho, menor rotatividade de pessoal e uma diminuição dos custos para a organização (Hemmelgarn, Glisson, & Dukes, 2001). Os opositores do CCF afirmam que esta abordagem requer um maior investimento de tempo em cada paciente. No entanto, há evidências que sugerem que o CCF é custo-eficaz. O CCF melhora a utilização eficiente dos recursos de cuidados de saúde, como o serviço domiciliário ou comunitário, e a utilização efectiva de cuidados preventivos, o que reduziu as hospitalizações desnecessárias e dispendiosas e as visitas ao serviço de urgência (Forsythe, 1997; Kuo et al., 2011; Solberg, 1996; Vander Stoep, Williams, Jones, Green, & Trupin, 1999). Além disso, uma melhor comunicação e relações associadas ao CCF têm o potencial de diminuir o número de acções judiciais e a sua gravidade, bem como as despesas associadas (Beckman, Markakis, Suchman, & Frankel, 1994; Levinson, Roter, Mullooly, Dull, & Frankel, 1997). Por último, verificou-se que as práticas de FCC aumentam a segurança dos doentes, reduzem o risco de erros médicos e melhoram os processos de gestão do risco (Johnson, Ford, & Abraham, 2010).

Para além disso, o envolvimento das famílias em funções-chave de tomada de decisão na gestão de uma organização também produziu resultados positivos. Os hospitais e os serviços baseados na comunidade que incluíam os membros da família nas principais funções de tomada de decisão (por exemplo, em comités institucionais de qualidade ou segurança, educação do pessoal, planeamento de programas e atribuição de recursos) obtiveram pontuações elevadas de satisfação dos pacientes, da família e do pessoal, o que se traduziu numa posição mais competitiva no mercado dos cuidados de saúde (Britto et al., 2006; Jones, Fournier, & Moore, 2002; Sodomka, Scott, Lambert, & Meeks, 2006).

Barreiras à implementação do CCF. Embora a importância e o valor do CCF tenham sido documentados em centenas de estudos nas últimas décadas (AAP, 2012), os profissionais de várias áreas da saúde relatam uma luta contínua com a implementação dos princípios fundamentais dos cuidados centrados na família na sua prática devido a factores relacionados com as famílias, com a organização e com eles próprios (Bamm & Rosenbaum, 2008; Graham, Rodger, & Ziviani, 2008; Lawlor & Mattingly, 1998; MacKean et al., 2005).

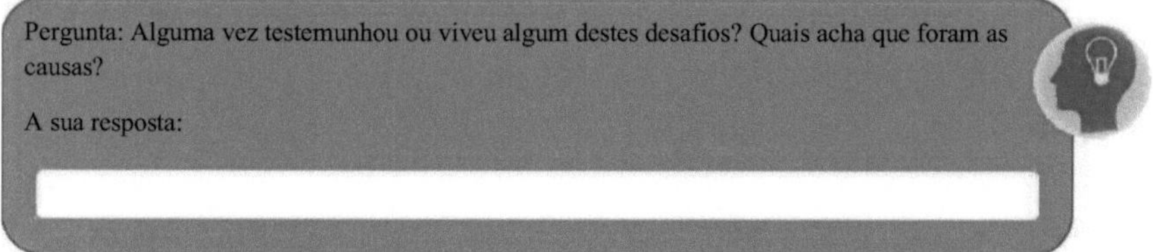

As barreiras ao CCF associadas às famílias incluem a comunicação e a construção de confiança relacionadas com a diversidade cultural, a língua, o estatuto socioeconómico e os factores de stress pessoais (Fingerhut et al., 2013; Lindsay, King, Klassen, Esses, & Stachel, 2012). Fingerhut et al. (2013) descobriram que as caraterísticas da organização criam expectativas em relação aos papéis das famílias e dos profissionais. Por exemplo, os profissionais em práticas domiciliárias tendem a ver os contributos dos pais como parte integrante da intervenção, enquanto em contextos escolares o envolvimento dos pais é encorajado, mas não é uma parte central do plano de intervenção da criança. Outras barreiras estão relacionadas com as políticas organizacionais: estas incluem os processos de avaliação (incluindo os tipos de avaliações e a medida em que a informação é recolhida com e das famílias) e a disponibilidade para reuniões presenciais para partilhar e discutir informação com os pais. Os desafios relacionados com os profissionais incluem factores atitudinais, tais como a forma como os profissionais vêem o FCC e avaliam a sua confiança na sua implementação (Bamm & Rosenbaum, 2008). Outras razões para desafios na colaboração família-profissional incluem principalmente interpretações erróneas do que significa FCC (King & Chiarello, 2014). Isto pode incluir a prática de um modelo médico tradicional de cuidados, como o cumprimento de objectivos orientados pelo terapeuta, em vez da adesão a objectivos e programas estabelecidos em colaboração para os implementar. Outros exemplos incluem dificuldades com a troca de informações de acordo com o nível de compreensão e cultura da família (Lindsay etal., 2012), ou a colocação de quantidades indesejadas de responsabilidade sobre os pais. Finalmente, as barreiras também incluem a falta de formação de qualidade (Campbell, Chiarello, Wilcox, & Milbourne, 2009). O modelo visual seguinte mostra a complexidade da FCC devido aos múltiplos níveis que têm de trabalhar em conjunto para a ativar:

Figura 1: *Uma abordagem sistémica dos cuidados centrados na família*

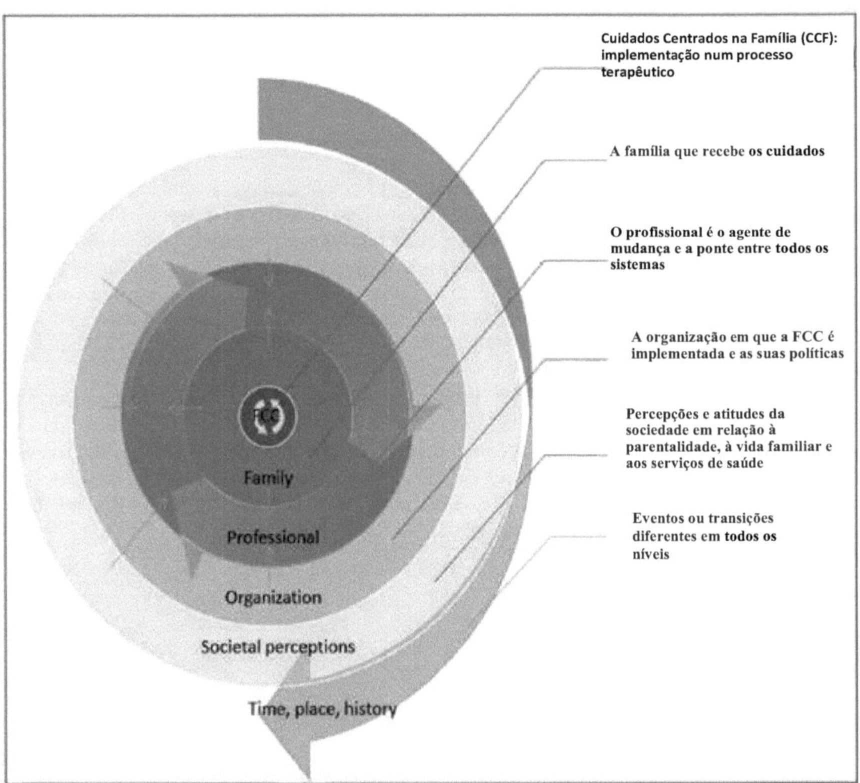

Este modelo vê o CCF como o resultado de múltiplas interações entre profissionais e famílias; entre profissionais em equipas interprofissionais; e entre profissionais e famílias e o ambiente em que trabalham em conjunto. O ambiente inclui a instituição ou organização de cuidados de saúde em que ocorre o encontro de cuidados de saúde, bem como a sociedade envolvente, a sua cultura dominante e o impacto dos factores temporais. Reconhecer a complexidade do CCF ajuda a compreender por que razão, embora seja considerada a melhor prática, é difícil implementar esta abordagem na prática quotidiana.

Avaliação MPOC

Voltemos agora à avaliação MPOC. O MPOC-SP não mede os comportamentos do prestador de serviços, no sentido objetivo da palavra, mas mede antes as percepções que o prestador de serviços tem dos seus próprios comportamentos. De acordo com Cunningham e Rosenbaum (2014), nos últimos 20 anos desde o seu desenvolvimento, o MPOC foi relatado em 107 estudos, utilizado em vários contextos em 11 países e traduzido para 14 idiomas. A informação psicométrica, incluindo a fiabilidade, a validade e a sensibilidade às mudanças ao longo do tempo, foi considerada elevada em numerosos estudos (Cunningham & Rosenbaum, 2014). Não é necessária qualquer formação específica para pontuar esta medida, que pode ser preenchida pelos pais ou pelos profissionais de saúde.

Os dados de um inquirido dão origem a 4 pontuações, uma para cada um dos factores ou escalas. No MPOC-SP não existe uma pontuação total. A pontuação de cada escala é obtida calculando a média das classificações dos itens relevantes. Se preferir, pode ser útil associar o MPOC-SP a outros instrumentos de medição da FCC, como o MPOC-56 ou 20, a preencher pelas famílias dos doentes, para obter uma análise multiperspectiva da prestação de cuidados de saúde.

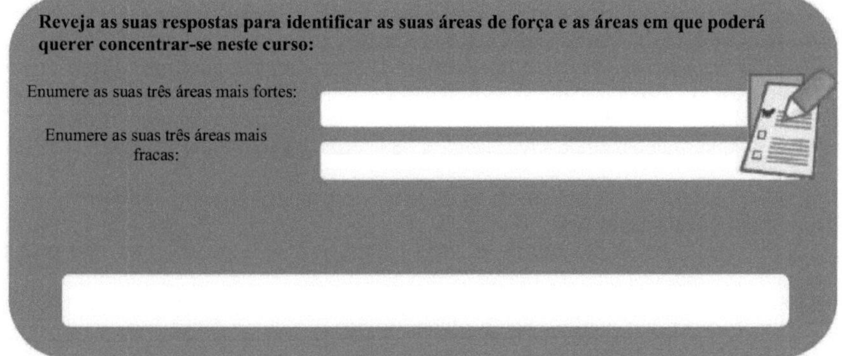

Fornecer uma FCC eficaz

Na parte seguinte do módulo, iremos explorar três áreas de competências que são essenciais para uma prestação eficaz de FCC. Com base nas áreas de interesse identificadas, clique nas caixas desejadas para saber mais sobre cada competência:

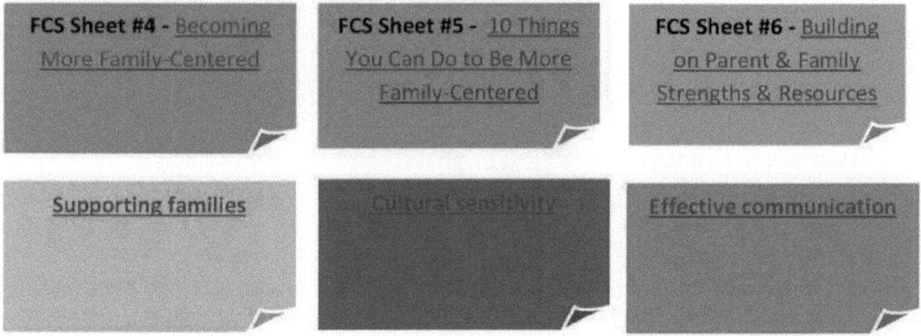

Apoio às famílias

Os cuidados centrados na família baseiam-se na premissa de que a família é central na vida da criança e é a sua principal fonte de força e apoio (MacKean, Thurston, & Scott, 2005). A relação pais-profissionais é vista como uma parceria em que os pais são reconhecidos como os "especialistas" no seu filho. Um número crescente de investigações demonstra que a natureza da relação

A relação entre pais e profissionais e a avaliação que os pais fazem dos seus sentimentos de capacitação estão intimamente ligadas (Dempsey & Keen, 2008; Dunst, Trivette, & Hamby, 2007). Verificou-se que a qualidade da relação pais-profissionais está correlacionada com o empoderamento dos pais e com o reforço das capacidades parentais. Como se pode ver na figura 2, especificamente, verificou-se que os comportamentos eficazes da FCC influenciam a auto-eficácia e o locus de controlo dos pais, que por sua vez podem afetar os resultados das crianças (Dunst & Trivette, 2009).

Os comportamentos eficazes de FCC - ou *de prestação de ajuda* - incluem dois tipos de práticas.

A ajuda relacional inclui práticas tipicamente associadas à boa prática clínica (por exemplo, escuta ativa, compaixão, empatia e respeito) e ajuda os prestadores a desenvolver crenças positivas sobre os pontos fortes e as capacidades da família. Ouvir as preocupações de uma família e pedir esclarecimentos ou elaborações sobre o que foi dito é um exemplo de uma prática de ajuda relacional. A ajuda participativa inclui práticas que são individualizadas, flexíveis e que respondem às preocupações e prioridades da família, e que apoiam escolhas informadas e o envolvimento da família para atingir os objectivos e resultados desejados. O envolvimento de um membro da família na aprendizagem de como encontrar a informação necessária para tomar uma decisão informada sobre os cuidados a prestar ao seu filho é um exemplo de uma prática de ajuda participativa (Dunst & Trivette, 2009; Forry, Moodie, Simkin, & Rothenberg, 2011). Estas práticas participativas distinguem os cuidados centrados na família de outras abordagens de intervenção e, quando implementadas, conduzem a melhores resultados de satisfação e desempenho (King & Chiarello, 2014).

Mais informações e exemplos de comportamentos para apoiar os pais podem ser encontrados nestes excelentes artigos:

Dunst, C. J., Trivette, C. M., & Hamby, D. W. (2007). Meta-análise da investigação sobre práticas de ajuda centradas na família. *Mental Retardation and Developmental Disabilities ResearchReviews*, *13*(4), 370-378.

Woods, J. J., Wilcox, M. J., Friedman, M., & Murch, T. (2011). Consulta colaborativa em ambientes naturais: Estratégias para melhorar os apoios e serviços centrados na família. *Language, Speech, andHearingServices in Schools*, *42*(3), 379-392.

Tempo para refletir:
Quais das práticas eficazes tem vindo a utilizar na sua prática diária? Quais são as duas formas de promover as capacidades e a auto-eficácia dos pais no seu trabalho?
A sua resposta:

Sensibilidade cultural.

A cultura é considerada um fator central da experiência humana, mas tem sido notoriamente difícil de definir (Fitzgerald, 2004). Fitzgerald (2004) oferece esta definição de cultura: "*cultura é a forma aprendida, partilhada e padronizada de perceber e adaptar-se ao mundo que nos rodeia (o nosso ambiente), que é caraterística de uma população ou sociedade*" (p. 949). Vários estudos demonstraram que os papéis, crenças e comportamentos dos membros da família são influenciados pela cultura (Harkness et al., 2007). A cultura também tem impacto nas percepções das pessoas sobre a saúde, a doença, a deficiência, a normalidade, as expectativas sobre o papel e os direitos e responsabilidades das pessoas envolvidas (Cohn etal., 2009; Fitzgerald, 2004; Harkness et al., 2007; Lawlor & Mattingly, 2013; Lindsay et al., 2012). Os profissionais, que actuam como instrumento de intervenção, são também o produto da sua própria cultura. Os profissionais, que actuam como instrumento de intervenção, são também produto da sua própria cultura. Trazem para as interações clínicas as suas próprias visões das famílias, que são moldadas pelas suas experiências passadas e pela sua cultura (Lawlor & Mattingly, 2013). Mais importante ainda, estes pressupostos têm o potencial de criar expectativas diferentes entre a família do cliente e o profissional, o que pode dificultar a comunicação, a confiança e os objectivos num encontro terapêutico.

Outro conceito importante a explorar no âmbito do trabalho com as famílias é o de etnia. A etnia é também um termo discutível, que se refere a um sentimento de identidade partilhada que pode ser baseado em muitas coisas (como a origem geográfica, nacional ou racial, para alguns exemplos), sendo que apenas uma delas é a cultura partilhada (Fitzgerald, 2004). É importante diferenciar estes conceitos, uma vez que não podemos assumir que as pessoas que partilham uma origem étnica partilham as mesmas crenças culturais ou vice-versa. Esta noção confusa pode levar a suposições incorrectas sobre as crenças e valores de uma família.

O primeiro princípio fundamental da política oficial da AAP para cuidados centrados no paciente e na família orienta os profissionais a respeitarem os antecedentes da família, como segue: "Honrar os antecedentes raciais, étnicos, culturais e socioeconómicos e as experiências do paciente e da família e
incorporá-los de acordo com a preferência do paciente e da família no planeamento e prestação de cuidados de saúde" (AAP, 2012, p. 395). Embora esta afirmação represente uma consciencialização da importância de ter em conta os antecedentes culturais e étnicos, os estudos demonstraram que a diversidade pode, de facto, conduzir a disparidades na prestação de FCC. Coker, Rodriguez e Flores (2010) fizeram um inquérito a 30 902 agregados familiares com uma criança com necessidades especiais em 50 estados e relataram provas alarmantes de injustiça. Os resultados do inquérito indicam probabilidades significativamente mais baixas de prestação de FCC para pessoas de origem latina e afro-americana, e de outras origens étnicas, em comparação com crianças brancas. Também se registou uma maior incidência de disparidades nas crianças de agregados familiares cuja língua principal não é o inglês, em comparação com as crianças de agregados familiares cuja língua principal é o inglês. Estas disparidades persistiram após ajustamento para a saúde da criança, factores socioeconómicos e acesso a serviços.

King, Desmarais, Lindsay, Pierart, & Tetreault (2014) procuraram compreender as razões dessas disparidades. Foram realizadas entrevistas aprofundadas com 42 prestadores de cuidados de saúde para explorar as suas percepções dos desafios relacionados com a prestação de cuidados de FCC a famílias imigrantes que criam uma criança com deficiência. Os prestadores de cuidados de saúde relataram desafios na prestação de cuidados a famílias imigrantes que criam uma criança com deficiência devido a: (1) falta de formação na prestação de cuidados culturalmente sensíveis; (2) questões linguísticas e de comunicação; (3) discrepâncias na concetualização da deficiência entre os prestadores de cuidados de saúde e os pais imigrantes; (4) construção de relações; e (5) ajudar os pais a defenderem-se a si próprios e aos seus filhos. Os prestadores de serviços discutiram a utilização de quatro tipos principais de estratégias para envolver os pais imigrantes, incluindo a compreensão da situação familiar, a construção de uma relação de colaboração, a adaptação da prática à situação do cliente e a garantia de que os pais compreendem os procedimentos terapêuticos. Para saber mais sobre as recomendações para remediar estes problemas, por favor reveja estes artigos:

Lindsay, S., King, G., Klassen, A. F., Esses, V., & Stachel, M. (2012). Trabalhar com famílias de imigrantes que criam uma criança com deficiência: desafios e recomendações para os prestadores de cuidados de saúde e serviços comunitários. *Deficiência e Reabilitação*, *34*(23), 2007-2017.

King, G., Desmarais, C., Lindsay, S., Piérart, G., & Tétreault, S. (2014). The roles of effective communication and client engagement in delivering culturally sensitive care to immigrant parents of children with disabilities. *Deficiência e Reabilitação*, 1-10.

Law, M., Rosenbaum, P., King, G., King, G., Butke-Gaffney, J., Moning-Szkut, T., & Kertoy, M. (2003). ***FCS Sheet #9*** - Respectful Behaviors and Language in FCS. Ontário, Canadá: CanChild Centre for Childhood Disability Research, McMaster University.

Comunicação eficaz.

De acordo com King e Chairello (2014), a comunicação efectiva entre as famílias e os prestadores de serviços é uma área de investigação em crescimento. A literatura passou das noções de fornecimento de informação ou de informação unidirecional para a partilha de informação, a troca de informação e, agora, a comunicação eficaz. A comunicação efectiva está fortemente ligada à satisfação do cliente e é um aspeto essencial dos cuidados de elevada qualidade. A comunicação tem um papel integral no encontro terapêutico e no estabelecimento de uma relação forte e contínua entre o cliente e o profissional: uma boa comunicação permite que os prestadores de serviços compreendam as visões do mundo, as necessidades e as prioridades dos clientes. Isto permitirá que os prestadores de serviços personalizem as informações, os conselhos e as recomendações de acordo com as circunstâncias, os recursos, as preocupações quotidianas e as rotinas das famílias (Bedell, Cohn, & Dumas, 2005). A comunicação funciona não só para transmitir informação, mas também para criar e definir relações entre os participantes (King, Servais, Bolack, Shepherd, & Willoughby, 2012). Artigos recentes referem a importância da comunicação em relação a papéis e objectivos (Corlett & Twycross, 2006; Egilson, 2011; Rosenbaum, 2011), que são aspectos das funções orientadas para a tarefa da comunicação, e também para os aspectos de construção de relações, que envolvem a construção de rapport e proporcionar a compreensão mútua que pode envolver os pais no processo de intervenção.

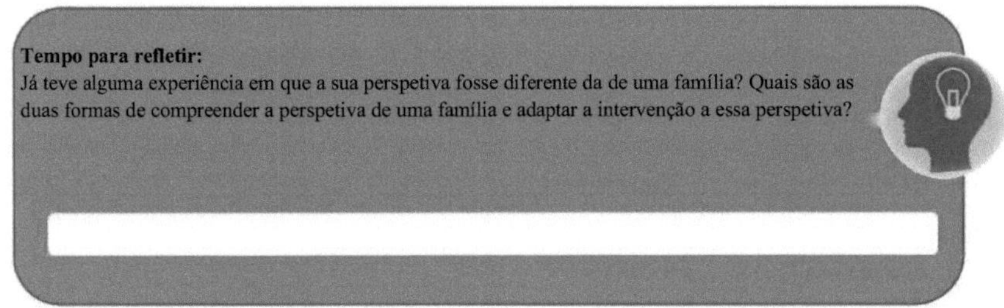

Um aspeto importante que os profissionais devem ter em mente quando adoptam comportamentos participativos de ajuda é a consideração do estilo de aprendizagem dos pais. A aprendizagem de adultos refere-se ao processo complexo de mudança de comportamento, conhecimentos, aptidões e atitudes nos adultos. Inclui a aquisição e o domínio, a aplicação do significado à própria experiência e o uso intencional ou a variação de ideias para problemas novos ou relevantes (Knowles, Holton III, & Swanson, 2012). Há três elementos-chave na "ciência da aprendizagem" que têm aplicabilidade direta à colaboração com os prestadores de cuidados. Primeiro, o material novo é mais facilmente aprendido pelos adultos quando tem relevância direta para os conhecimentos e interesses do aluno. Em segundo lugar, para que o domínio ocorra, a aplicação em múltiplos contextos deve ser fornecida, com oportunidades de avaliação e feedback. Finalmente, a autorreflexão e a definição de objectivos ajudam os aprendentes adultos a aplicar os seus conhecimentos e competências a situações novas.

Para mais informações, consulte estes documentos interessantes:

King, G. A., Servais, M., Bolack, L., Shepherd, T. A., & Willoughby, C. (2012). Desenvolvimento de uma medida para avaliar a escuta eficaz e as competências de comunicação interactiva na prestação de serviços de reabilitação infantil. *Disability andRehabilitation*, *34*(6), 459-469.

Rosenbaum, P. (2011). Comunicar com as famílias: um desafio que podemos e devemos enfrentar! *Physical & Occupational Therapy in Pediatrics*, *31*(2), 133-134. doi:10.3109/01942638.2011.563659

Law, M., Rosenbaum, P., King, G., King, G., Butke-Gaffney, J., Moning-Szkut, T., & Kertoy, M. (2003). ***FCS Sheet #8*** - *Effective Communication in Family-Centred Service.* Ontário, Canadá: CanChild Centre for Childhood Disability Research, McMaster University. Recuperado de http://www.canchild.ca/en/childrenfamilies/fcs_sheet.asp

Tempo para refletir:
Descreva duas formas de adaptar (ou poder adaptar) uma troca de informações às necessidades e capacidades de uma família no seu local de trabalho:

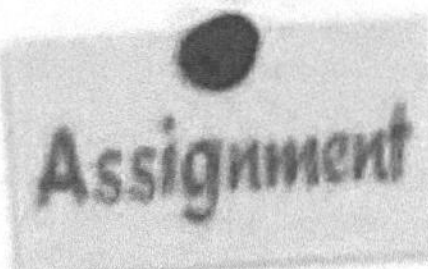

a. Observe uma família à sua escolha (de preferência com uma criança com deficiência) em casa ou noutro ambiente típico (por exemplo, parque infantil, consultório médico, festa de aniversário, aula, atividade familiar). Passe uma ou duas horas com a família para conhecer os seus comportamentos quotidianos.
b. Entrevistar o pai ou a mãe para compreender o seu contexto cultural, os seus valores e crenças sobre a família e a parentalidade e sobre a criança. Perguntar sobre o horário de um dia típico pode ser útil para saber como o significado está incorporado nas actividades, hábitos e rotinas.

As possíveis perguntas da entrevista podem incluir (mas não se limitam a) as seguintes, seguidas das suas próprias perguntas para aprofundar os tópicos partilhados:

- Fale-me de um dia típico
- Por favor, descreva as actividades ou costumes familiares que são importantes para a sua família e faça perguntas complementares.
- Por favor, partilhe o que lhe dá alegria no seu papel de pai ou mãe; há alguma coisa que o preocupe ou o preocupe?

c. Numa página, no máximo, partilhe as suas reacções a este encontro. Não precisa de descrever o que viu, mas sim o que aprendeu com a experiência, que questões lhe surgiram e como aplicaria as ideias e os conhecimentos que surgiram na experiência ao seu trabalho.
d. Publique a sua resposta no fórum de discussão do curso e responda a pelo menos dois colegas.

Módulo 1: Introdução aos Cuidados Centrados na Família (CCF)

Lição 1.2: Bate-papo Virtual, Guia do Instrutor

Introdução ao curso e aos cuidados centrados na família

Objectivos. No final desta sessão, os participantes serão capazes de:

1. Definir os termos "Família" e FCC.
2. Identificar e explicar os principais aspectos da qualidade dos cuidados e da FCC no local de trabalho do participante.

Componentes das Estratégias Participativas de Aprendizagem de Adultos.

- Introdução e ilustração de termos básicos.
- Aplicação: identificação de conceitos em estudos de caso e experiências pessoais.
- Repetição e identificação dos passos seguintes no processo de aprendizagem: no chat virtual e no processo de mentoria entre pares

Materiais.

Todos os participantes devem ter um computador funcional com o software da plataforma do curso, microfone, altifalantes e webcam. Para esta sessão, os participantes precisam de ter papel e utensílios de escrita (de preferência coloridos).

Descrição da lição.

1. Dar as boas-vindas a todos os participantes na primeira reunião; auto-apresentação.
2. Identificar o contexto cultural e as percepções da família.
   2.1. O meu retrato de família: (trabalho de reflexão e avaliação formativa): Cada participante desenhará o seu retrato de família.
   2.2. Partilha e discussão em grupo: Os participantes descrevem o seu desenho ao grupo.
      2.2.1 "Como é que as nossas famílias são iguais e como é que são diferentes umas das outras?" O facilitador aborda o tamanho da família, os membros incluídos, os papéis dos participantes na família, os valores familiares e as actividades.
      2.2.2 "Fale-me das famílias com quem trabalha. Quais são alguns dos comportamentos e valores que vê?"; "O que é semelhante e o que é diferente em comparação com a sua família?"; "Como é que entende estas diferenças em relação ao seu trabalho diário?"
   2.3. Trabalho de grupo:
      2.3.1 "Vamos trabalhar em conjunto para definir o termo - Família". O facilitador pede aos participantes que escrevam as suas definições na caixa de conversação. O facilitador lê as definições em voz alta.
      2.3.2 Apresentada num diapositivo e lida em voz alta pela Task Force Memorial do Novo México sobre Crianças e Famílias e a Coligação para as Crianças (1990): *"Todos nós viemos de famílias. As famílias são grandes, pequenas, alargadas, nucleares, multigeracionais, com um pai, dois pais e avós. Vivemos debaixo do mesmo teto ou de vários. Uma família pode ser tão temporária como algumas semanas ou tão permanente como para sempre. Passamos a fazer parte de uma família por nascimento, adoção, casamento ou por um desejo de apoio mútuo. Como membros da família, alimentamo-nos, protegemo-nos e influenciamo-nos mutuamente. As famílias são dinâmicas e são culturas em si mesmas, com valores diferentes e formas únicas de realizar sonhos. Juntas, as nossas famílias são a fonte do nosso rico património cultural e da nossa diversidade espiritual. Cada família tem pontos fortes e qualidades que provêm dos seus membros individuais e da família como unidade. As nossas famílias criam bairros, comunidades, estados e nações."*
      2.3.3 "O que pensa sobre esta definição?
3. Caraterísticas essenciais dos cuidados centrados na família (CCF):
   3.1. Identificar as caraterísticas da FCC que são significativas para os participantes do grupo: "Na vossa opinião, o que é uma FCC de qualidade?" O facilitador desenha um mapa concetual de acordo com as respostas; o facilitador resume e destaca temas com base nas respostas dos participantes.
   3.2. Partilhar e analisar narrativas: "Por favor, fale-nos de uma experiência bem sucedida que teve ao trabalhar com uma família?" Os participantes partilham as narrativas e descrevem porque é que acham que a experiência foi bem sucedida. Em seguida, os participantes identificarão os princípios da FCC que foram aplicados nas histórias de sucesso. O facilitador deve incentivar a expressão de opiniões e o feedback positivo dentro do grupo. Se parecer que existe uma comunicação aberta e um sentimento de segurança e apoio, o facilitador perguntará: "Por favor, descreva uma altura em que se sentiu "preso" ao trabalhar com uma família?"; desempacote de acordo com os princípios da FCC: quais foram as "oportunidades perdidas"; como é que o aumento de qualquer um dos princípios ajudaria a resolver uma situação semelhante? .
4. Resumo: Esta noite começámos a aumentar a nossa sensibilidade para a diversidade das famílias e para a singularidade de cada uma delas. No estudo autónomo deste módulo, começou a explorar os elementos essenciais da FCC. A tarefa ajudar-vos-á a aplicar estes conhecimentos e a adquirir novos conhecimentos.
5. Recordação dos prazos e esclarecimentos sobre os trabalhos a efetuar.
6. Informação sumativa - Trabalho de um minuto incluindo as seguintes questões (a enviar ao facilitador numa caixa de chat privada ou por correio eletrónico):
   6.1. A coisa mais importante que aprendi hoje foi:

6.2. Uma questão que continua sem resposta é:

6.3. O que espero aprender neste curso, ou - a informação que seria mais valiosa para mim seria:

Módulo 1: Introdução aos Cuidados Centrados na Família (CCF)

Lição 1.3: Diretrizes para a tutoria entre pares

Objetivo: No final desta sessão, os participantes identificarão objectivos pessoais e estabelecerão um processo de aprendizagem em colaboração.

Tarefas:

1. **mapa de ajuda colaborativa** (Madsen, 2013):

Visão Para onde quer ir na sua vida ou no seu trabalho?	
Obstáculos / Desafios O que é que se interpõe no caminho da sua visão?	**Apoios** Quem e o que o apoia na concretização da sua Visão?
Plano Como é que podemos recorrer a apoios para ultrapassar os obstáculos e ajudá-lo a concretizar a sua Visão?	

O Collaborative Helping Map (CHM) pode ser útil para melhorar a reflexão, a colaboração e a definição de objectivos. Incorpora ideias de teorias cognitivo-comportamentais, teorias de definição de objectivos e modelos de negócio (semelhantes à análise SWOT), e pode ser administrado como uma autoavaliação ou uma entrevista. Este mapa pode ser utilizado como uma ferramenta para ajudar os profissionais a refletir sobre situações complexas e para fornecer uma orientação para conversas construtivas entre famílias e ajudantes sobre questões difíceis. O CHM requer que o profissional ou a família identifiquem a sua visão ("Para onde quer ir na sua vida ou no seu trabalho?"), Obstáculos (O que é que impede a sua visão?), Apoios ("Quem e o que é que o apoia na concretização da sua visão?") e Formulação de um plano de ação ("Como é que podemos recorrer a apoios para ultrapassar os obstáculos e ajudá-lo a concretizar a sua visão?"). Consulte Madsen (2013) p. 3-10 para obter exemplos de perguntas e diretrizes.

2. **Acordo de tutoria**:

Discutam as vossas funções como Mentores dos Pares; incluam a frequência com que se reunirão para discutir as vossas experiências com as famílias e o vosso desenvolvimento profissional durante o curso. Inclua o contexto (frequência, horários, meios de comunicação) e os tipos de feedback/orientação que prevê.

Uma vez concluídos, publique os mapas e os acordos no seu fórum de discussão pessoal de tutoria entre pares.

Referências: Madsen, W. C. (2013). Aplicações de mapas de ajuda colaborativa: Apoio ao Desenvolvimento Profissional, Supervisão e Equipas de Trabalho na Prática Centrada na Família. *Family Process*.

Módulo 2: a parceria

Prazo. 2 semanas para a conclusão do módulo.

Método de entrega e prazos de conclusão.

Leitura autónoma (lição 3.1)	Até ao dia 5
Chat virtual	Dia 6, 21:00 EST (provisório)
Publicação da tarefa no fórum de discussão	Até ao 11º dia
Resposta a pelo menos dois colegas no fórum de discussão.	Até ao 14º dia
Reunião de tutoria entre pares	Até ao 14º dia

Lição 3.1: Colaboração e definição de objectivos

Objectivos. No final desta sessão, os participantes serão capazes de:

1. Identificar estratégias de colaboração
2. Aplicar estratégias de colaboração no local de trabalho
3. Estabelecer um quadro de acompanhamento da escala de cumprimento dos objectivos

Componentes das Estratégias Participativas de Aprendizagem de Adultos.

- Introdução e ilustração da colaboração e da definição de objectivos partilhados.
- Aplicação: aplicar conceitos a experiências passadas e à prática atual
- Compreensão informada: reflexão e avaliação da aprendizagem.
- Repetição e identificação dos passos seguintes no processo de aprendizagem: na atividade de tutoria entre pares.

Parcerias e colaboração

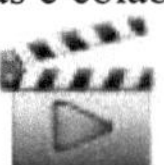

Veja o seguinte vídeo com relatos pessoais de familiares sobre a sua experiência com os cuidados centrados na família (CCF) e as suas ideias sobre a promoção da comunicação, da parceria e do respeito: https://www.youtube.com/watch?v=09IRcnqark

Reveja os números 10, 12 e 13 do FSC do CanChild e realize a seguinte tarefa:

FCS Sheet #10 - Working Together in Family-Centred Services

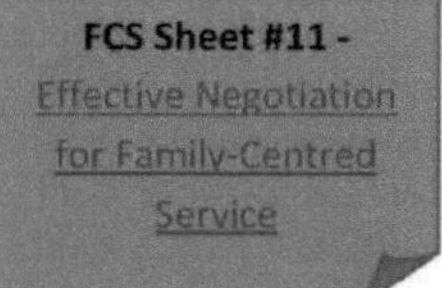

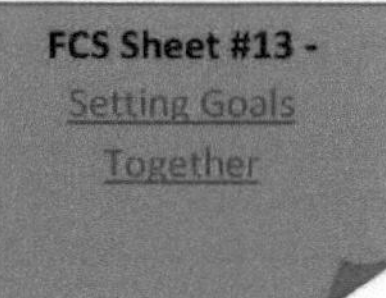

Tempo para refletir: das diferentes estratégias e orientações apresentadas nestes FCS, enumere as estratégias que considera mais úteis para implementar para atingir os objectivos do seu curso:

Esteja preparado para as discutir com o seu par-mentor.

A parceria família-prestador de cuidados de saúde

Muitos prestadores de cuidados de saúde e investigadores concordam que o envolvimento do cliente é importante para a obtenção de resultados bem sucedidos. O envolvimento do cliente requer a partilha de poder e a capacidade do terapeuta para criar um ambiente terapêutico que seja seguro, aberto e verdadeiramente colaborativo. As boas relações entre a família e o prestador de serviços promovem o envolvimento e são consideradas influenciadas pela adoção, por parte dos prestadores de serviços, de um papel de parceiro, ouvinte, facilitador e consultor. Estas intervenções personalizadas e colaborativas, centradas na criança e na família, criam climas motivacionais que capacitam e habilitam as crianças.

Questão: Com base na sua experiência, de que forma é que o envolvimento do cliente afecta os resultados da intervenção?

A sua resposta:

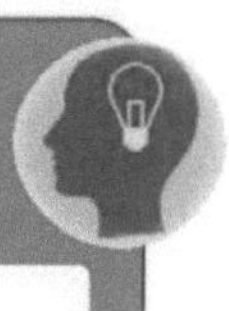

A parceria família-provedor e a colaboração são um princípio fundamental dos cuidados centrados na família (King & Chiarello, 2014; Kuhlthau et al., 2011). A colaboração é definida como o desenvolvimento de relações eficazes e objectivos partilhados (Hanna & Rodger, 2002), e tem sido associada à capacitação da família (ou seja, competência parental, confiança e prazer no papel parental) (Dunst & Dempsey, 2007). A definição de objectivos colaborativos e a subsequente concretização de objectivos foi identificada como a pedra angular da eficácia dos cuidados centrados na família, uma vez que a definição conjunta de objectivos pode criar um sentido de parceria, aumentar os sentimentos de competência e incentivar o envolvimento do cliente na terapia (0ien, Fallang, & 0stensjo, 2010).

Na secção seguinte, serão analisados novos modelos de prática que são úteis para estabelecer objectivos e um ambiente terapêutico de colaboração.

Práticas emergentes em matéria de consulta e orientação, e colaboração

No seu trabalho, os profissionais utilizam uma variedade de estratégias para se envolverem e colaborarem com as famílias. A literatura publicada oferece-nos modelos teóricos que ajudam a analisar e a enriquecer o nosso processo terapêutico e colaborativo. Os modelos emergentes de apoio e colaboração incluem a consulta colaborativa (Wesley & Buysse, 2004), o coaching (Hanft & Shepherd, 2008) ou baseado na participação (Campbell & Sawyer, 2007), e o modelo colaborativo Relacional Orientado para os Objectivos (King, 2009). Embora as abordagens tenham diferenças distintas, também têm muitas semelhanças que apoiam o aumento do desempenho e dos resultados dos prestadores de cuidados. Estas várias estratégias são frequentemente utilizadas em abordagens de prestação de serviços descritas como comportamentos de modelação, escuta reflexiva, questionamento do desempenho, feedback do desempenho, estímulo e resolução de problemas são estratégias específicas descritas numa base de literatura emergente. Para saber mais sobre a implementação prática e as estratégias, consulte Woods et al. (Tabela 1; Woods, Wilcox, Friedman, & Murch, 2011).

O modelo de consulta é caracterizado por uma relação triádica entre o prestador de cuidados enquanto consultor, o prestador de cuidados e a criança. A consulta é uma colaboração voluntária e recíproca, em que cada participante contribui com conhecimentos e experiências valiosos para atingir objectivos mutuamente definidos (Wesley & Buysse, 2004). Os objectivos da consulta são bidireccionais (pais-provedor), e cada passo baseia-se no anterior para informar o último. Os objectivos gerais da consulta de IE são: (a) apoiar a aprendizagem do prestador de cuidados, de forma a apoiar o desenvolvimento e as interações da criança e (b) fornecer recursos para lidar com desafios semelhantes no futuro.

Na *orientação*, o profissional e o prestador de cuidados identificam objectivos e incluem a observação do aluno pelo clínico (modelação) e oportunidades para o aluno praticar a nova competência enquanto recebe feedback (apoio) no processo. A reflexão e a avaliação são passos importantes que incentivam o pai ou cuidador a pensar criticamente sobre o seu uso de estratégias. Um modelo de coaching, o Modelo Transdisciplinar de Coaching Focado em Soluções para Reabilitação Pediátrica (SFCPeds) (Baldwin et al., 2013) enfatiza a exploração do futuro preferido da família e utiliza estratégias focadas em soluções em vez de resolução colaborativa de problemas. Os principais métodos incluem trabalhar com recursos e fazer perguntas estratégicas para construir intervenções personalizadas com as famílias.

Um modelo *colaborativo*, o Modelo Relacional Orientado para os Objectivos (EGM; King, 2009) de Prestação de Serviços optimizada, aborda os componentes de uma comunicação eficaz e fornece estratégias para otimizar os resultados. Conforme ilustrado na Figura 1, o modelo reconhece três "actores" principais: a família, o profissional e a organização. As relações família-profissional e profissional-organização e os processos de intervenção subsequentes podem ser melhorados através da partilha de conhecimentos e competências em decisões conjuntas sobre objectivos e intervenção. O modelo delineia seis elementos paralelos de uma prática de qualidade. Os três elementos fundamentais são o "o quê" e o "porquê" para estabelecer um processo relacional orientado para os objectivos e incluem a identificação de objectivos abrangentes; resultados desejados; e necessidades fundamentais. Os três elementos seguintes representam o "como" e incluem processos relacionais; abordagens, visões do mundo e prioridades; e estratégias. Cada um destes elementos essenciais é actuado pelos três actores (família, profissional e organização).

Para saber mais sobre este modelo, consulte:

King (2009). A Relational Goal-Oriented Model of Optimal Service Delivery to Children and Families (Um Modelo Relacional Orientado para Objectivos de Prestação de Serviços Óptimos a Crianças e Famílias). *Physical and occupational Therapy in Pediatrics, 29*(4), 384- 408.

Escalonamento do cumprimento de objectivos

A definição colaborativa de objectivos é frequentemente reconhecida como um componente-chave da parceria fundamental entre a família e o profissional (American Academy of Pediatrics, 2012; AOTA, 2014; King & Chiarello, 2014; Woods, Wilcox, Friedman, & Murch, 2011). As evidências apontam para o facto de que objectivos claros e funcionais aumentam a motivação e conduzem a melhores resultados (Eccles & Wigfield, 2002; Locke & Latham, 2002), e que a definição conjunta de objectivos pode construir um sentido de parceria, aumentar os sentimentos de competência e incentivar o envolvimento do cliente na terapia (0ien et al., 2010).

A escala de cumprimento de objectivos (Goal Attainment Scaling - GAS) é um método para escrever escalas de avaliação personalizadas, a fim de quantificar o progresso em relação aos objectivos definidos. A GAS presta-se a cuidados centrados na família, uma vez que pode apoiar expectativas de resultados realistas que podem ser negociadas com o cliente e os membros da família, prestadores de cuidados ou professores. Esta abordagem está a atrair um interesse crescente na prática clínica porque permite avaliar a eficácia de um tratamento em termos de objectivos definidos pelo próprio cliente (em vez de escalas genéricas, que podem nem sempre incluir o problema que mais incomoda o cliente) (Krasny-Pacini, Hiebel, Pauly, Godon, & Chevignard, 2013). A GAS é utilizada em muitos domínios, incluindo a medicina e, em especial, na psiquiatria, geriatria, pediatria e reabilitação, em que a definição de objectivos precisos é uma parte fundamental do planeamento do tratamento. De facto, a GAS pode ser utilizada para cobrir todos os domínios da Classificação Internacional de Funcionalidade, Incapacidade e Saúde (CIF), escolhendo objectivos que abrangem a atividade, a participação, a qualidade de vida e os factores ambientais. O envolvimento da criança e da sua família e prestadores de cuidados na escolha dos objectivos do tratamento pode permitir uma melhor integração desses objectivos nas actividades da vida diária, transformando os objectivos relacionados com o domínio da atividade da CIF em objectivos de participação no contexto habitual da criança. Os clientes submetidos a intervenção sentem-se mais motivados quando os seus objectivos são claramente definidos e consistentes com os seus próprios objectivos e valores (Krasny-Pacini et al., 2013).

Como já discutimos, os resultados da intervenção são melhores quando o cliente está envolvido na definição dos seus objectivos. Várias revisões da literatura sobre a GAS (como a de Krasny-Pacini, 2013) identificaram que a GAS ajuda a planear os programas de reabilitação, estabelecendo prioridades; a estruturar as reuniões de equipa e as consultas multidisciplinares em torno de objectivos precisos; a quantificar melhor o progresso do cliente; a comunicar melhor com o cliente, a sua família e os organismos de financiamento da reabilitação; a abordar melhor as questões éticas; e a avaliar melhor o funcionamento do sistema de cuidados de saúde. O gás foi considerado um instrumento válido e fiável que pode ser utilizado para acompanhar a evolução do cliente na prática e na investigação.

Como definir uma escala de cumprimento de objectivos?

Globalmente, a metodologia GAS consiste em:

1. Definição de um objetivo de reabilitação.
2. Escolha de um comportamento observável que reflicta o grau de realização do objetivo.
3. Definir o nível inicial do cliente (ou seja, pré-tratamento) em relação ao objetivo.
4. Definição de cinco níveis de realização dos objectivos (que vão de "pior do que o previsto" a "sem alterações" e a "resultado muito melhor do que o previsto").
5. Definir um intervalo de tempo para a avaliação do cliente.
6. Avaliar o cliente após o intervalo de tempo definido.

Geralmente, é utilizada uma escala de cinco pontos: -2 é o nível inicial pré-tratamento (linha de base), -1 representa a progressão em direção ao objetivo sem atingir o objetivo, "0" é o nível esperado após o tratamento (e, portanto, o nível "mais provável" após o tratamento), "+1" representa um resultado melhor do que o esperado, e "+2" é o melhor resultado possível que poderia ser esperado para este objetivo. Uma vez que podem existir vários objectivos de intervenção para um determinado cliente, cada objetivo terá a sua própria escala GAS. Determinar o objetivo é relativamente fácil na prática de rotina, uma vez que a GAS é uma formalização dos objectivos terapêuticos discutidos diariamente com os clientes e as suas famílias. No entanto, é mais difícil elaborar uma escala completa de consecução de objectivos, ou seja, descrever com precisão os cinco níveis de consecução.

Bovend'Eerdt, Botell e Wade (2009) desenvolveram um método para determinar facilmente os vários níveis de GAS, uma vez definido o objetivo principal. O primeiro passo consiste em identificar as expectativas do cliente e os factores ambientais que influenciam a realização da atividade em questão (por exemplo, a casa do cliente tem dois pisos e, por isso, o cliente tem de subir e descer escadas): (Tabela 1). O segundo passo consiste em determinar o comportamento-alvo observável correspondente à atividade-alvo (por exemplo, descer 10 degraus da escada). No terceiro passo, a equipa de reabilitação trabalha com o cliente e a família para identificar a assistência necessária para realizar esta atividade: assistência humana, ajudas técnicas, dispositivos de assistência, orientação verbal, assistência cognitiva, etc. O quarto passo consiste em quantificar o desempenho inicial na atividade-alvo em termos do tempo necessário, da quantidade (por exemplo, o número de passos) e da frequência (por exemplo, a frequência das quedas) do comportamento-alvo. Os cinco níveis de realização são então redigidos acrescentando ou alterando as categorias "assistência necessária" e/ou "quantificação do desempenho". É importante modificar apenas uma caraterística de cada vez.

Exemplo: Danny

O Danny é um menino de dois anos e 11 meses a quem foi recentemente diagnosticada uma Perturbação Pervasiva do Desenvolvimento Não Especificada (PDD-NOS). Atualmente, frequenta um programa de educação especial a tempo parcial e um infantário regular. Os pais de Danny manifestaram a sua preocupação relativamente ao atraso nas suas capacidades de comunicação e de aprendizagem, bem como às dificuldades de desempenho sensório-motor, sócio-emocional, lúdico e nas actividades de vida diária. Com base nos resultados da avaliação, numa entrevista aprofundada com os pais e numa conversa de acompanhamento, os pais de Danny identificaram os seus principais objectivos como sendo melhorar a capacidade de Danny para (1) dedicar-se a uma tarefa durante mais tempo, (2) mostrar interesse em brincar com os colegas e (3) conseguir adormecer mais depressa à noite (uma vez que estava a demorar, em média, 90 minutos, e havia a hipótese de o cansaço estar parcialmente relacionado com o mau desempenho durante o dia). Com base nestas prioridades, foi elaborado um guia de acompanhamento do cumprimento dos objectivos para um período de três meses, tal como apresentado no Quadro 1.

Tabela 1: *Guia de acompanhamento do GoalAttainmentFoHow-Up*

Nível de realização	**Objetivo nº 1 Atenção sustentada na tarefa**	**Objetivo #2 Interação social nas brincadeiras entre pares**	**Objetivo #3 Hora de adormecer**
Muito menos do que o esperado: Pontuação de 2	O Danny mantém a atenção numa tarefa desejada durante 1-59 segundos	O Danny não se envolve em brincadeiras paralelas espontâneas ao lado dos colegas na creche	O Danny adormece mais de 90 minutos depois de apagar as luzes
Um pouco menos do que o esperado: Pontuação de -1	O Danny mantém a atenção numa tarefa desejada durante 1-4 minutos	O Danny participa em brincadeiras paralelas espontâneas ao lado dos colegas na creche uma vez por dia de escola	O Danny adormece entre 31 a 89 minutos depois de apagar as luzes
Nível de resultado esperado: Pontuação deO	O Danny mantém a atenção (mas não persevera) numa tarefa desejada durante 5-8 minutos	O Danny participa em brincadeiras paralelas espontâneas ao lado dos colegas na creche duas vezes por dia escolar	O Danny adormece 15 a 30 minutos depois de apagar as luzes
Um pouco mais do que o esperado: Pontuação de +1	O Danny mantém a atenção numa tarefa desejada durante 8-11 minutos	O Danny participa em brincadeiras paralelas espontâneas ao lado dos colegas na creche 3-5 vezes por dia escolar	O Danny adormece entre 7 a 14 minutos depois de apagar as luzes

Muito mais do que o esperado: Pontuação de +2	O Danny mantém a atenção numa tarefa desejada durante 12 minutos ou mais	O Danny participa em brincadeiras paralelas espontâneas ao lado dos colegas na creche 6 ou mais vezes por dia escolar	O Danny adormece 6 minutos depois de apagar as luzes

Identificar objectivos significativos

Mailloux e os seus colegas (2007) sugeriram as seguintes perguntas orientadoras úteis para os pais durante a entrevista de definição de objectivos:

1. Fale-me do seu filho. Quais são os pontos fortes e os pontos fracos dele?
2. O que é que o levou a procurar serviços para o seu filho?
3. O que é que o preocupa mais no seu filho? Fale-me mais especificamente sobre. . . .
4. Como é um dia típico (dia, semana) para ele/ela?
5. Fale-me da vida da sua família. Que tipo de coisas gostam de fazer? O que é fácil ou difícil para a vossa família ou para os seus membros?
6. Diga-me o que você ou outros membros da família precisam de fazer para que tudo corra bem para o seu filho.
7. (Reveja a avaliação da criança e faça perguntas sobre as áreas funcionais de dificuldade). Por exemplo: Reparei que (por exemplo, a hora da refeição) parece ser difícil para ele/ela. Pode dizer-me mais sobre isso?
8. (Depois de cobertas as áreas funcionais): Fale-me mais especificamente sobre (cada área sensorial específica identificada como problemática na avaliação).
9. (Perguntar se for caso disso): As nossas avaliações revelaram algumas dificuldades/atrasos com
   Isto é algo que vos preocupa?
10. Quais são alguns dos objectivos que tem para o seu filho nos próximos 3 meses ou mais? (O período de tempo pode ser variável).
11. Olhando para o futuro, quais são algumas das coisas que espera para o seu filho?
12. Imagine que estamos aqui sentados a falar daqui a 3 meses [variável]. Que mudanças gostaria de ver nessa altura?

Tornar o seu GAS eficaz

1. Cada nível GAS deve ser descrito de forma suficientemente exacta para que uma pessoa não envolvida no processo de elaboração do GAS possa facilmente classificar o cliente num dos níveis GAS aí descritos;
2. Cada escala deve representar uma única dimensão da mudança.
3. Os níveis devem ser mensuráveis e, portanto, definidos em termos de comportamentos observáveis.
4. As escalas devem corresponder a objectivos importantes para o cliente e a família. Todos os níveis devem ser realistas e atingíveis. Em particular, o nível +2 não deve corresponder a um objetivo inesperado ou miraculoso;
5. A escala de tempo em que os objectivos devem ser atingidos e as escalas devem ser pontuadas deve ser definida antecipadamente.
6. As diferenças de dificuldade entre níveis devem ser todas iguais, ou seja, deve ser tão difícil passar de -2 para -1, como de -1 para 0 ou de 0 para +1, etc.

Estes critérios baseiam-se amplamente na ideia de que, independentemente da escala GAS, todos os objectivos de reabilitação devem ser "SMART": específicos, mensuráveis, aceitáveis, realistas e definidos no tempo.

Erros comuns a evitar:

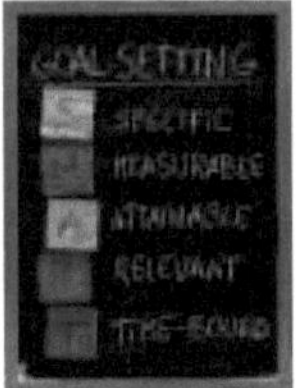

Por conseguinte, os erros mais frequentes na redação de escalas de realização de objectivos são os seguintes

1. Níveis de realização que se sobrepõem ou, pelo contrário, não são abrangidos por nenhum dos objectivos.
2. Desigualdades entre níveis (embora este problema nunca possa ser completamente eliminado).
3. A utilização de escalas multidimensionais (por exemplo, levantar-se e andar).
4. Objectivos demasiado simples, cuja realização não corresponde a uma diferença clínica significativa.
5. Critérios subjectivos para a realização de objectivos (ou seja, baseados em opiniões e entrevistas, em vez de observações objectivas e quantificáveis).

Os métodos de treinamento em GÁS têm demonstrado que a equipe de reabilitação bem treinada é capaz de elaborar GÁS realistas e pertinentes para seus clientes. Uma das melhores formas de escrever uma escala de cumprimento de objectivos é utilizar escalas existentes, tais como as publicadas como exemplos ilustrativos por grupos de investigação experientes As equipas que desejem aprender mais sobre a GÁS podem seguir os módulos de formação publicados [63] e os guias desenvolvidos por McDougall e King (2007; http://www.mc.uky.edu/healthsciences/grants/ptcounts/docs/gasmanual2007.pdf) e Bovend'Eerdt e grupo (http://cre.sagepub.eom/content/23/4/352).

Resumo

Estabelecer objectivos precisos, descrever o estado inicial do cliente, definir os níveis de realização possíveis e acordar a forma como esse objetivo pode ser alcançado: estes passos constituem, por si só, um processo pedagógico que permite: negociar objectivos realistas; discutir o que é mais importante para o cliente e para a sua família; obter um consentimento verdadeiramente informado para o plano de reabilitação proposto; e envolver ativamente o cliente e a sua família no projeto de intervenção. Neste sentido, a GAS é sobretudo um instrumento de diálogo, de educação do cliente e de formalização do contrato cliente-cuidador.

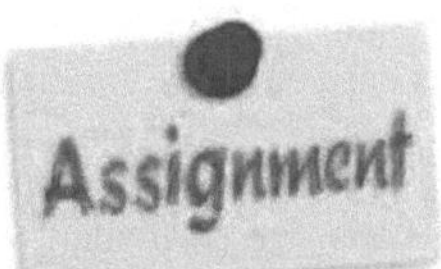

- **Escolha** uma família com quem trabalha.
- **Marcar** uma reunião com o prestador de cuidados para analisar o cumprimento dos objectivos.
- **Prepare-se** antes da reunião, revendo o modelo de colaboração e identificando potenciais estratégias para melhorar a sua colaboração com o representante da família.
- **Entrevistar** o membro da família de acordo com Mailoux et al (2007) - perguntas orientadoras para os pais durante a entrevista de definição de objectivos
- **Desenvolver** duas escalas de objectivos de acordo com as orientações de Bovend'Eerdt sobre os componentes de uma boa GÁS.
- **Refletir** sobre esta experiência: como é que um processo colaborativo de GÁS teve impacto na parceria? Qual foi o desafio e o sucesso que encontrou?
- **Publique** a sua reflexão e a tabela GAS para dois objectivos no fórum de discussão do curso.

- **Responder** a um mínimo de duas outras mensagens.

Apêndice E: Resumo Executivo

Better Together: Promoção de cuidados centrados na família

Introdução

Os cuidados centrados na família (CCF) são recomendados como "melhores práticas" numa variedade de serviços pediátricos. No entanto, os prestadores de cuidados de saúde de várias áreas relatam uma luta constante com a tradução dos conceitos de CCF para a sua prática (Bamm & Rosenbaum, 2008; Graham, Rodger, & Ziviani, 2008; Lawlor & Mattingly, 1998; MacKean, Thurston, & Scott, 2005). O objetivo deste projeto de doutoramento é compreender a importância e as barreiras à implementação do CCF, e propor soluções para este problema.

A FCC é uma abordagem inovadora ao planeamento, prestação e avaliação dos cuidados de saúde. Os elementos essenciais da FCC incluem: (1) o respeito mútuo entre os prestadores de cuidados e as famílias, (2) o estabelecimento de parcerias de colaboração entre os pais e a equipa de cuidados, (3) a troca de informações para apoiar a tomada de decisões da família, e (4) a prestação de serviços personalizados e flexíveis e o apoio de acordo com as necessidades únicas de cada família (American Academy of Pediatrics, 2012). Os benefícios das práticas de CCF incluem resultados promissores para as crianças e suas famílias, para os prestadores de cuidados de saúde e para as organizações de saúde. As crianças e as suas famílias beneficiam de uma utilização mais eficiente dos serviços, de uma maior satisfação e bem-estar da família, de melhores práticas parentais e componentes psicossociais, da redução da carga familiar e do stress financeiro, e de melhores resultados em termos de saúde (Bailey, Nelson, Hebbeler, & Spiker, 2007; Gooding et al., 2011; Teplicky, King, Rosenbaum, & King, 2004; Kuhlthau et al., 2011; Kuo, Mac Bird, & Tilford, 2011; McBroom & Enriquez, 2009;
Piotrowski, Talavera, & Mayer, 2009; Raspa et al., 2010). Os prestadores de cuidados de saúde relatam melhores relações com as famílias e as equipas interprofissionais, melhor desempenho e satisfação no trabalho e menor rotação de pessoal (Hemmelgarn, Glisson, & Dukes, 2001). As organizações descobriram que o CCF contribuiu para aumentar a segurança e a satisfação dos pacientes, reduzir o risco de erros médicos (Johnson, Ford, & Abraham, 2010), diminuir o número de acções judiciais e a sua gravidade (Beckman, Markakis, Suchman, & Frankel, 1994; Levinson, Roter, Mullooly, Dull, & Frankel, 1997) e melhorar a reputação na comunidade (American Academy of Pediatrics, 2012).

No entanto, embora muitos prestadores desejem fazê-lo, várias barreiras impedem a sua capacidade de praticar uma abordagem de CCF (Bamm & Rosenbaum, 2008; Graham, Rodger, & Ziviani, 2008; Lawlor & Mattingly, 1998; MacKean, Thurston, & Scott, 2005). Estes incluem desafios na comunicação com as famílias devido à falta de formação e especialização em FCC, (Campbell, Chiarello, Wilcox, & Milbourne, 2009; King et al., 2011), combinados com as crescentes pressões administrativas para a produtividade (AOTA, APTA, ASHA, n.d.).

As barreiras à implementação dos cuidados centrados na família são melhor compreendidas a partir de uma perspetiva de sistemas dinâmicos. O modelo explicativo apresentado na Figura 1 é útil para
concetualizar a FCC como um resultado de[Fi gura 1:*an*] *modelo explicativo das barreiras à implementação da FCC* múltiplas ligações que existem entre 17 200 profissionais e famílias; entre profissionais em equipas interprofissionais; e entre profissionais e famílias e o ambiente em que interagem. O ambiente inclui a instituição ou organização de cuidados de saúde em que ocorre o encontro de cuidados de saúde, bem como a sociedade envolvente, a sua cultura dominante e o impacto dos acontecimentos e transições em todos os sistemas. Reconhecer a complexidade do CCF ajuda a compreender por que razão, embora seja considerada a melhor prática, é difícil implementar esta abordagem na prática quotidiana. A Better Together (BT) foi desenvolvida para abordar a miríade de barreiras e para capacitar os prestadores de serviços a atenuar os desafios e a transformar a sua prática quotidiana e os seus ambientes, de modo a oferecer as melhores práticas de FCC aos seus clientes.

Visão geral do programa

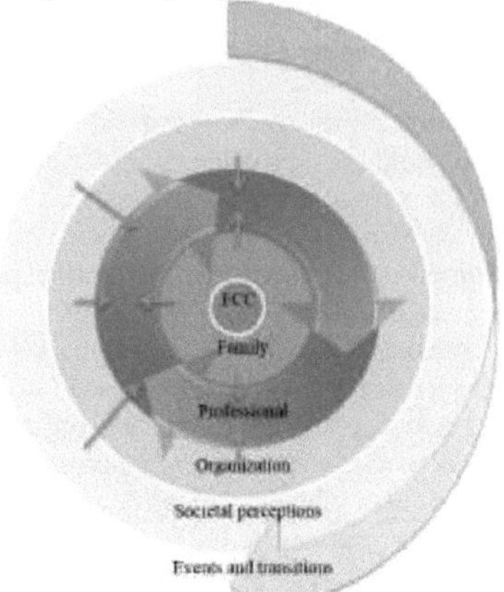

Better Together (BT) foi desenvolvido para fazer avançar a FCC, preparando melhor os prestadores de serviços para trabalharem em conjunto, de modo a integrarem eficazmente as melhores práticas de FCC nas suas interações diárias com os clientes. O conteúdo e a estrutura do curso baseiam-se nos resultados de uma revisão da literatura específica para identificar as competências e os conhecimentos essenciais que devem ser dominados para praticar eficazmente a FCC, bem como as melhores práticas para o ensino do desenvolvimento profissional. As capacidades acordadas para a implementação da FCC incluem as competências essenciais para orientar um processo de intervenção colaborativa. São elas: comunicação eficaz, sensibilidade cultural, definição de objectivos e treino colaborativos e conhecimentos específicos sobre formas de apoiar as famílias e implementar avaliações e processos de FCC. A promoção do trabalho em equipa interprofissional e as políticas de apoio no local de trabalho são também imperativas para a prestação de FCC. O conteúdo do BT aborda todas as capacidades identificadas.

As melhores práticas identificadas para o ensino do desenvolvimento profissional incluem os princípios da aprendizagem de adultos, o reforço da investigação reflexiva e a incorporação de tutoria contínua, que podem ser ministrados através de instrução presencial ou em linha. Mais importante ainda, a aprendizagem deve ser significativa e relevante para os alunos. O significado da aprendizagem pode ser alcançado através do envolvimento do aluno em todas as fases da aprendizagem, desde os objectivos de aprendizagem auto-identificados e a sua relevância para a prática diária, passando pela implementação e autoavaliação das competências, até ao planeamento de futuros objectivos de aprendizagem. O ensino deve incluir múltiplas opções para a prática e implementação de comportamentos de CCF em diferentes contextos. Recomenda-se a realização de programas mais longos (mais de 10 horas) com tutoria contínua para apoiar a aprendizagem e a especialização contínuas. Todos estes elementos foram incorporados na conceção e estrutura do curso.

O BT foi, portanto, concebido como um curso de desenvolvimento profissional online para ser oferecido a profissionais interprofissionais que trabalham com crianças e suas famílias. O conteúdo do curso é ministrado em oito semanas e inclui quatro módulos. A Tabela 1 apresenta os tópicos principais dos módulos, os objectivos de aprendizagem e as actividades de aprendizagem.

Tabela 1: *Descrição do conteúdo e dos objectivos do curso Better Together*

Módulo e tema	Objectivos de aprendizagem ***No final desta lição, os alunos serão capazes de***	Exemplos de actividades de aprendizagem

1. Cuidados centrados na família: Elementos essenciais	• Identificar e discutir as caraterísticas essenciais da FCC. • Avaliar os pontos fortes pessoais e as áreas de oportunidade na prática de FCC do aluno; conceber um plano pessoal para desenvolver competências em comportamentos de FCC relevantes para o local de trabalho. • Aplicar estratégias de escuta ativa e de troca eficaz de informações para promover a auto-eficácia, a capacitação e o envolvimento dos pais.	• Leituras e debates em grupo em direto. • Autoavaliação utilizando as Medidas de Processos de Cuidados (MPOC) para identificar os comportamentos de FCC. • Observar uma família de uma criança com necessidades especiais na sua casa.
2. Implementação da FCC: Processos e mecanismos para o local de trabalho	• Escolher e administrar avaliações FCC adequadas. • Discutir e implementar um processo de intervenção eficaz da FCC.	• Rever, comparar e contrastar as avaliações da FCC. • Analisar estudos de caso.
3. Parceria: Colaboração e definição de objectivos	• Aplicar estratégias de colaboração com as famílias. • Estabelecer um quadro de acompanhamento da escala de cumprimento dos objectivos.	• Simular cenários de colaboração vs. divisão. • Estabelecer objectivos de forma colaborativa com a família de um cliente.
4. O panorama geral: Promover a FCC no local de trabalho	• Avaliar o processo FCC existente e o trabalho de colaboração com as famílias e as equipas. • Torne-se um embaixador da FCC	• Desenvolver um fluxograma dos processos da FCC no local de trabalho. • Desenvolver um plano de defesa para o local de trabalho do aluno.

Cada módulo inclui uma secção de aprendizagem interactiva independente, uma discussão em grupo ao vivo e orientação por pares. Cada formando determina os seus objectivos de desenvolvimento profissional para o curso com base numa autoavaliação das competências FCC. O conteúdo do curso pode ser modificado e selecionado pelo formando para apoiar a realização dos seus objectivos pessoais. Os conteúdos teóricos são traduzidos em aplicações práticas através de tarefas do curso realizadas no ambiente natural do formando (comunidade ou local de trabalho) e reflectidas individualmente e nos debates em grupo. O acompanhamento contínuo entre pares fornece apoio individualizado adicional e oportunidade para a definição de objectivos e reflexão. Após a conclusão do curso, todos os formandos são convidados a continuar a sua participação num grupo mensal de mentores com todos os participantes do curso e o formador do curso.

A implementação do curso de BT terá lugar em duas fases. Na fase 1, a fase piloto, os cursos de BT serão avaliados para examinar o efeito que o curso tem na melhoria da implementação do CCF e na qualidade geral dos cuidados prestados pelos participantes no curso. Esta fase terá lugar na área de Tri-city de Michigan, EUA, ou em Haifa, Israel. Na fase 2, a BT será oferecida como um curso comercial de desenvolvimento profissional de educação contínua (CE) patrocinado por uma empresa de CE aprovada (como a Dynamic Learning Online Inc. ou a Educational Resources Inc.) ou por uma empresa de educação online aberta (como o Institute for Healthcare Improvement Open School, ou AOTA Learn). As actividades de divulgação terão início na fase 2, após a conclusão do estudo-piloto e a confirmação da utilidade do curso para melhorar a qualidade dos cuidados prestados pelos participantes. As actividades de divulgação podem incluir uma abordagem académica através de conferências e publicações profissionais e também marketing direto junto de fornecedores, famílias e organizações.

Conclusão

Os cuidados centrados na família são a melhor prática quando se trabalha com crianças. Esta abordagem permite obter melhores resultados em termos de saúde e bem-estar para os clientes e uma maior satisfação profissional para os profissionais e administradores. Os cuidados colaborativos centrados na família são um conceito fundamental na terapia ocupacional e são importantes agora, mais do que nunca, com o surgimento de políticas de saúde orientadas pelo Affordable Care Act e pelo Patient Centered Medical Home, que destacam a importância de uma colaboração centrada no paciente e na família para a qualidade dos cuidados. Better Together apresenta a literatura mais recente e as evidências das mais altas autoridades no campo dos cuidados centrados na família, oferecidos num curso estimulante dinâmico, interativo e orientado para o aluno. Este curso online irá fornecer formação aos prestadores de cuidados de saúde sobre os aspectos práticos de como implementar os aspectos essenciais centrados na família no seu trabalho diário, de acordo com os objectivos de desenvolvimento profissional individualizados dos formandos, num formato flexível que se adapta às suas vidas ocupadas. A experiência em FCC permitirá aos prestadores de serviços moldar a prestação de serviços e os ambientes em que são oferecidos para conduzir as equipas de cuidados e as famílias aos melhores resultados de saúde para a criança, e para promover a reputação profissional da terapia ocupacional e dos seus profissionais.

Recomendação

Recomenda-se que os prestadores de serviços e as organizações que oferecem serviços de cuidados de saúde às crianças e às suas famílias avaliem a sua capacidade de prestar serviços respeitosos, personalizados e culturalmente sensíveis, que incluam uma troca de informações eficaz para uma tomada de decisões com poder e que utilizem os pontos fortes da família. Os cuidados centrados na família vão além dos cuidados centrados no cliente e requerem atenção a múltiplos factores que interagem entre si, tal como descrito acima. O desenvolvimento da formação dos prestadores de cuidados é essencial para aumentar os seus conhecimentos, a sua satisfação no trabalho e a sua produtividade, bem como para reduzir o desgaste do pessoal. A Better Together oferece uma oportunidade para se envolver na importante tendência emergente dos cuidados centrados na família e proporcionar benefícios vantajosos para todas as famílias, prestadores e organizações.

Referências

Academia Americana de Pediatria. (2012). Cuidados centrados no paciente e na família e o papel do pediatra. *Pediatrics*, *129*(2), 394-404.

Bailey, D. B., Nelson, L., Hebbeler, K., & Spiker, D. (2007). Modeling the Impact of Formal and Informal Supports for Young Children With Disabilities and Their Families [Modelando o Impacto de Apoios Formais e Informais para Crianças com Deficiências e suas Famílias]. *Pediatrics*, *120*(4), e992-e1001. doi:10.1542/peds.2006-2775

Bamm, E. L., & Rosenbaum, P. (2008). Teoria centrada na família: origens, desenvolvimento, barreiras e apoios à implementação em medicina de reabilitação. *Archives of PhysicalMedicine and Rehabilitation*, *89*(8), 1618-1624.

Beckman, H. B., Markakis, K. M., Suchman, A. L., & Frankel, R. M. (1994). The doctorpatient relationship and malpractice: lessons from plaintiff depositions. *Archives of InternalMedicine*, *154*(12), 1365.

Bedell, G. M., Cohn, E. S., & Dumas, H. M. (2005). Explorando o uso de estratégias pelos pais para promover a participação social de crianças em idade escolar com lesões cerebrais adquiridas. *The AmericanJournal of Occupational Therapy*, *59*(3), 273-284.

Campbell, P. H., Chiarello, L., Wilcox, M. J., & Milbourne, S. (2009). Preparar terapeutas como profissionais efectivos na intervenção precoce. *Infants & Young Children*, *22*(1), 2131.

Cohn, E. S., Cortes, D. E., Hook, J. M., Yinusa-Nyahkoon, L. S., Solomon, J. L., & Bokhour, B. (2009). A narrative of resistance: presentation of self when parenting children with asthma. *Comunicação e Medicina*, *6*(1), 27.

Corlett, J., & Twycross, A. (2006). Negotiation of parental roles within family-centred care: a review of the research. *Journal of Clinical Nursing*, *15*(10), 1308-1316. doi:10.1111/j.1365-2702.2006.01407.x

Cunningham, B. J., & Rosenbaum, P. L. (2014). Measure of Processes of Care: a review of 20 years of research. *DevelopmentalMedicine & ChildNeurology*, *56*(5), 445-452.

Dempsey, I., & Keen, D. (2008). A review of processes and outcomes in family-centered services for children with a disability (Uma análise dos processos e resultados dos serviços centrados na família para crianças com deficiência). *Tópicos em Educação Especial na Primeira Infância*, *28*(1), 42-52.

Dunst, C. J., & Trivette, C. M. (2009). Práticas de intervenção nos sistemas familiares de capacitação. *Journal ofFamily Social Work*, *12*(2), 119-143.

Dunst, C. J., Trivette, C. M., & Hamby, D. W. (2007). Meta-análise da investigação sobre práticas de ajuda centradas na família. *Mental Retardation and Developmental Disabilities ResearchReviews*, *13*(4), 370-378.

Egilson, S. T. (2011). Perspectivas dos pais sobre os serviços de terapia para os seus filhos com deficiência física. *ScandinavianJournal ofCaringSciences*, *25*(2), 277-284. doi:10.1111/j.1471-6712.2010.00823.x

Fingerhut, P. E., Piro, J., Sutton, A., Campbell, R., Lewis, C., Lawji, D., & Martinez, N. (2013). Princípios centrados na família implementados em ambientes pediátricos domiciliares, clínicos e escolares. *AmJOccup Ther*, *67*(2), 228-35. doi:10.5014/ajot.2013.006957

Fitzgerald, M. (2004). A Dialogue on Occupational Therapy, Culture, and Families (Um Diálogo sobre Terapia Ocupacional, Cultura e Famílias). *Journal of Occupational Therapy September*, *58*(5), 489-498.

Forry, N., Moodie, S., Simkin, S., & Rothenberg, L. (2011). *Family-provider relationships: A multidisciplinary review of high qualitypractices and associations with family, child, andprovider outcomes*. OPRE Issue Brief.

Forsythe, P. (1997). New practices in the transitional care center improve outcomes for babies and their families. *Journal ofPerinatology: Official Journal of the CaliforniaPerinatalAssociation*, *18*(6 Pt2 Su), S13-7.

Gooding, J. S., Cooper, L. G., Blaine, A. I., Franck, L. S., Howse, J. L., & Berns, S. D. (2011). Apoio à família e cuidados centrados na família na unidade de cuidados intensivos neonatais: origens, avanços, impacto (Vol. 35, pp. 20-28). Apresentado nos Seminários em perinatologia, Elsevier.

Harkness, S., Super, C. M., Sutherland, M. A., Blom, M. J., Moscardino, U., Mavridis, C. J., & Axia, G. (2007). Culture and the construction ofhabits in daily life: Implications for the

successful development of children with disabilities.
Occupational Therapy journal ofResearch, *27*, 33S.
Heller, R., & McKlindon, D. (1995). Famílias como "professores": pais educando cuidadores sobre cuidados centrados na família. *Pediatric Nursing*, *22*(5), 428-431.
Hemmelgarn, A. L., Glisson, C., & Dukes, D. (2001). Emergency room culture and the emotional support component of family-centered care. *Children's Health Care*, *30*(2), 93-110.
Johnson, B., Ford, D., & Abraham, M. (2010). Collaborating with patients and their families. *Journal ofHealthcare RiskManagement*, *29*(4), 15-21. doi:10.1002/jhrm.20029
King, G. A., Servais, M., Bolack, L., Shepherd, T. A., & Willoughby, C. (2012). Desenvolvimento de uma medida para avaliar a escuta eficaz e as competências de comunicação interactiva na prestação de serviços de reabilitação infantil. *Disability andRehabilitation*, *34*(6), 459-469.
King, G., & Chiarello, L. (2014). Cuidados centrados na família para crianças com paralisia cerebral: Considerações conceptuais e práticas para o avanço dos cuidados e da prática. *Journal of ChildNeurology*, (Edição Especial de agosto, Secção 4).
King, G., Desmarais, C., Lindsay, S., Pierart, G., & Tetreault, S. (2014). Os papéis da comunicação eficaz e do envolvimento do cliente na prestação de cuidados culturalmente sensíveis a pais imigrantes de crianças com deficiência. *Deficiência e Reabilitação*, 1-10. doi:10.3109/09638288.2014.972580
King, S., Teplicky, R., King, G., Rosenbaum, P. (2004). Serviço centrado na família para crianças com paralisia cerebral e suas famílias: uma revisão da literatura. *Seminários em Neurologia Pediátrica*, *11*(1), 78-86.
Knowles, M. S., Holton III, E. F., & Swanson, R. A. (2012). *The adult learner*. Routledge.
Kuhlthau, K. A., Bloom, S., Van Cleave, J., Knapp, A. A., Romm, D., Klatka, K., ... Perrin, J. M. (2011). Evidência de cuidados centrados na família para crianças com necessidades especiais de cuidados de saúde: uma revisão sistemática. *Pediatria Académica*, *11*(2), 136-143. e8.
Kuo, D. Z., Mac Bird, T., & Tilford, J. M. (2011). Associações de cuidados centrados na família com resultados de cuidados de saúde para crianças com *necessidades* especiais de cuidados de saúde. *Maternal and ChildHealthJournal*, *15*(6), 794-805.
Lawlor, M. C., & Mattingly, C. F. (2013). Perspectivas da família sobre ocupação, saúde e deficiência. Em G. Gillen, M. Scaffa, & E. S. Cohn (Eds.), *Terapia ocupacional de Willard e Spackman* (12ª ed., pp. 150-162). Baltimore, MD: Wolters Kluwer Health.
Law, M., Rosenbaum, P., King, G., King, G., Butke-Gaffney, J., Moning-Szkut, T., & Kertoy, M. (2003). *FSC sheets*. Ontário, Canadá: CanChild Centre for Childhood Disability Research, Universidade de McMas ter. Recuperado de http://www.canchild.ca/en/childrenfamilies/fcs_sheet.asp
Levinson, W., Roter, D. L., Mullooly, J. P., Dull, V. T., & Frankel, R. M. (1997). Physician-patient communication: the relationship with malpractice claims among primary care physicians and surgeons. *Jama*, *277*(7), 553-559.
Lindsay, S., King, G., Klassen, A. F., Esses, V., & Stachel, M. (2012). Trabalhar com famílias de imigrantes que criam uma criança com deficiência: desafios e recomendações para os prestadores de cuidados de saúde e serviços comunitários. *Deficiência e Reabilitação*, *34*(23), 2007-2017.
MacKean, G. L., Thurston, W. E., & Scott, C. M. (2005). Bridging the divide between families and health professionals' perspectives on family-centred care. *Health Expectations*, *8*(1), 74-85.
McBroom, L. A., & Enriquez, M. (2009). Revisão de intervenções centradas na família para melhorar os resultados de saúde de crianças com diabetes tipo 1. *The Diabetes Educator*, *35*(3), 428-438.
Piotrowski, C. C., Talavera, G. A., & Mayer, J. A. (2009). Healthy Steps: uma revisão sistemática de um modelo de cuidados pediátricos baseado na prática preventiva. *Journal of Developmental & Behavioral Pediatrics*, *30*(1), 91-103.
Raspa, M., Bailey, J., Donald B, Olmsted, M. G., Nelson, R., Robinson, N., Simpson, M. E., ... Houts, R. (2010). Medição dos resultados familiares na intervenção precoce: Resultados de uma avaliação em larga escala. *Exceptional Children*, *76*(4), 496-510.
Rosenbaum, P. (2011). Comunicar com as famílias: um desafio que podemos e devemos enfrentar! *Physical & Occupational Therapy in Pediatrics*, *31*(2), 133-134.

doi:10.3109/01942638.2011.563659
Solberg, B. (1996). A coordenação dos cuidados pré-natais do Wisconsin prova o seu valor. Case management becomes Medicaid benefit. *Inside Prev Care, 2*, 1-5.
Vander Stoep, A., Williams, M., Jones, R., Green, L., & Trupin, E. (1999). As famílias como parceiros de investigação de pleno direito: O que é que ganhamos com isso? *The Journal ofBehavioralHealth Services & Research, 26*(3), 329-344.
Widrick, G., Whaley, C., DiVenere, N., Vecchione, E., Swartz, D., & Stiffler, D. (1991). O projeto de educação médica: um exemplo de colaboração entre pais e profissionais. *Children's Health Care, 20*(2), 93-100.
Academia Americana de Pediatria. (2012). Cuidados centrados no paciente e na família e o papel do pediatra. *Pediatrics, 129*(2), 394-404.
AOTA. (2014). *Occupational TherapyPracticeFramework:Domainand Process, 3ª Edição.* Bethesda, MD: AOTAPress.
Baldwin, P., King, G., Evans, J., McDougall, S., Tucker, M. A., & Servais, M. (2013). Coaching focado em soluções na reabilitação pediátrica: um modelo integrado para a prática. *Fisioterapia e Terapia Ocupacional em Pediatria, 33*(4), 467-483.
Bovend'Eerdt, T. J., Botell, R. E., & Wade, D. T. (2009). Escrever objectivos de reabilitação SMART e alcançar a escala de realização de objectivos: um guia prático. *Clinical Rehabilitation, 23*(4), 352-361. doi:10.1177/0269215508101741
Campbell, P. H., & Sawyer, L. B. (2007). Apoiar oportunidades de aprendizagem em ambientes naturais através de serviços baseados na participação. *Journal ofEarlylntervention, 29*(4), 287-305.
Dunst, C. J., & Dempsey, I. (2007). Family-professional partnerships and parenting competence, confidence, and enjoyment. *International journal ofDisability, DevelopmentandEducation, 54*(3), 305-318.
Eccles, J. S., & Wigfield, A. (2002). Motivational beliefs, values, and goals (Crenças motivacionais, valores e objectivos). *Annual Review ofPsychology, 53*(1), 109-132.
Hanft, B., & Shepherd, J. (2008). Colaboração para o sucesso do aluno: A guide for schoolbased occupational therapy. *Dysphagia, 1005*, 5.
Hanna, K., & Rodger, S. (2002). Towards family-centred practice in paediatric occupational therapy: A review of the literature on parent-therapist collaboration. *Australian Occupational Therapy journal, 49*(1), 14-24.
King, G. (2009). A Relational Goal-Oriented Model of Optimal Service Delivery to Children and Families. *Physical & Occupational Therapy in Pediatrics, 29*(4), 384-408.doi:10.3109/01942630903222118
King, G., & Chiarello, L. (2014). Cuidados centrados na família para crianças com paralisia cerebral: Considerações conceptuais e práticas para o avanço dos cuidados e da prática. *Journal of ChildNeurology*, (Edição Especial de agosto, Secção 4).
Krasny-Pacini, A., Hiebel, J., Pauly, F., Godon, S., & Chevignard, M. (2013). Escala de alcance de metas em reabilitação: uma atualização baseada na literatura. *Annals ofPhysical andRehabilitationMedicine, 56*(3), 212-230. doi:10.1016/j.rehab.2013.02.002
Kuhlthau, K. A., Bloom, S., Van Cleave, J., Knapp, A. A., Romm, D., Klatka, K., ... Perrin, J. M. (2011). Evidências de cuidados centrados na família para crianças com necessidades especiais de cuidados de saúde: uma revisão sistemática. *Pediatria Académica, 11*(2), 136-143. e8.
Locke, E. A., & Latham, G. P. (2002). Building a practically useful theory of goal setting and task motivation: A 35-year odyssey. *American Psychologist, 57*(9), 705.
Mailloux, Z., May-Benson, T. A., Summers, C. A., Miller, L. J., Brett-Green, B., Burke, J. P., ... Roley, S.S. (2007). Goal attainment scaling as a measure of meaningful outcomes for children with sensory integration disorders. *American Journal of Occupational Therapy, 61*(2), 254-259.
0ien, I., Fallang, B., & 0stensjo, S. (2010). Definição de objectivos na reabilitação pediátrica: percepções dos pais e dos profissionais. *Child: Care, Health andDevelopment, 36*(4), 558-565.
Wesley, P. W., & Buysse, V. (2004). A consulta como quadro de colaboração produtiva na intervenção precoce. *Journal ofEducational andPsychological Consultation, 15*(2), 127-150.
Woods, J. J., Wilcox, M. J., Friedman, M., & Murch, T. (2011). Consulta colaborativa em ambientes naturais: Estratégias para melhorar os apoios e serviços centrados na família. *Language, Speech, andHearingServices in Schools, 42*(3), 379-392.

Academia Americana de Pediatria. (2012). Cuidados centrados no paciente e na família e o papel do pediatra. *Pediatrics, 129*(2), 394-404.
Andersen, L. T. (2001). Percepções dos profissionais de terapia ocupacional sobre o impacto das actividades de formação contínua na competência contínua. *American Journal of Occupational Therapy, 55*(4), 449-454.
Andrulis, D. P. (2005). Ultrapassar o status quo na redução das disparidades raciais e étnicas na saúde das crianças. *Public HealthReports, 120*(4), 370.
An, M., & Palisano, R. J. (2013). Colaboração família-profissional em reabilitação pediátrica: um modelo de prática. *Deficiência e Reabilitação*, 1-7.
AOTA. (2007). Declaração da AOTA sobre cuidadores familiares. *American Journal of Occupational Therapy, 61*, 710. http://doi.org/10.5014/ajot.61.6.710
AOTA. (2008). Enquadramento da prática da terapia ocupacional: Domínio e processo, 2ª edição. *AmericanJournal ofOccupational Therapy, 62*(6), 625-683.
AOTA. (2011). Serviços de terapia ocupacional na primeira infância e em ambientes escolares. *AmericanJournal ofOccupational Therapy, 65* (6), S46-S54.
AOTA. (2012). Padrões do Conselho de Acreditação para Educação em Terapia Ocupacional (ACOTE®) 2011. *American Journal of Occupational Therapy, 66*, S6-S74. http://doi.org/10.5014/ajot.2012.66S6
AOTA. (2013). *O Manual de Referência dos Documentos Oficiais da Associação Americana de Terapia Ocupacional, Inc.* (18ª ed.). Bethesda, MD: AOTA Press.
AOTA. (2014). Quadro de Prática de Terapia Ocupacional: Domínio e Processo, 3ª Edição. *AmericanJournalofOccupational Therapy, 68*(Suppl. 1), S1-S48.
AOTA, APTA, ASHA. (n.d.). Declaração de consenso sobre o julgamento clínico em contextos de cuidados de saúde AOTA, APTA, ASHA. Recuperado em 16 de fevereiro de 2015, de http://www.aota.org/Practice/Ethics/Consensus-Statement-AOTA-APTA- ASHA.aspx
Bailey, D. B., Nelson, L., Hebbeler, K., & Spiker, D. (2007). Modeling the Impact of Formal and Informal Supports for Young Children With Disabilities and Their Families [Modelando o Impacto de Apoios Formais e Informais para Crianças Pequenas com Deficiências e suas Famílias]. *Pediatrics, 120*(4), e992-e1001. http://doi.org/10.1542/peds.2006-2775
Bailey, D. B., Raspa, M., Sam, A., & Humphreys, B. (2011). Promovendo os resultados da família na intervenção precoce. Em J. M. Kauffman & D. P. Hallahan (Eds.), *Handbook ofSpecial Education*. Florence, KY: Routledge.
Baldwin, P., King, G., Evans, J., McDougall, S., Tucker, M. A., & Servais, M. (2013). Coaching focado em soluções na reabilitação pediátrica: um modelo integrado para a prática. *Fisioterapia e Terapia Ocupacional em Pediatria, 33*(4), 467-483.
Bamm, E. L., & Rosenbaum, P. (2008). Teoria centrada na família: origens, desenvolvimento, barreiras e apoios à implementação em medicina de reabilitação. *Archives of PhysicalMedicine and Rehabilitation, 89*(8), 1618-1624.
Beach, M. C., Price, E. G., Gary, T. L., Robinson, K. A., Gozu, A., Palacio, A., ... Cooper, L. A. (2005). Cultural Competency: A Systematic Review ofHealth Care Provider Educational Interventions. *Medical Care, 43*(4), 356-373.
Beatson, J. E. (2006). Preparação de patologistas da fala como profissionais centrados na família na avaliação e planeamento de programas para crianças com perturbações do espetro do autismo. In *Seminars in Speech and Language, 27*, 1-9
Beckman, H. B., Markakis, K. M., Suchman, A. L., & Frankel, R. M. (1994). The doctorpatient relationship and malpractice: lessons from plaintiff depositions. *Archives of InternalMedicine, 154*(12), 1365.
Bedell, G. M., Khetani, M. A., Cousins, M. A., Coster, W. J., & Law, M. C. (2011). Perspectivas dos pais para informar o desenvolvimento de medidas de participação e ambiente das crianças. *Archives of PhysicalMedicine andRehabilitation, 92*(5), 765773.
Berdahl, T., Owens, P. L., Dougherty, D., McCormick, M. C., Pylypchuk, Y., & Simpson, L. A. (2010). Relatório anual sobre cuidados de saúde para crianças e jovens nos Estados Unidos: Disparidades raciais/étnicas e socioeconómicas na qualidade dos cuidados de saúde infantis. *AcademicPediatrics, 10*(2), 95-118.
Bransford, J. D., Brown, A. L., & Cocking, R. R. (2000). *Howpeople learn*. Washington, DC: National Academy Press.
Briar-Lawson, K., & Lawson, H. A. (2010). *Family-centeredpolicies and practices:*

International implications. NY: Columbia University Press.
Brockbank, A., & McGill, I. (2012). *FacilitatingReflective Learning: Coaching, Mentoringand Supervision (2ª edição)*. Londres, GBR: Kogan Page Ltd.
Brown, J. A., & Woods, J. J. (2012). Avaliação de um Programa de Desenvolvimento Profissional de Comunicação Online Multicomponente para Intervencionistas Precoces. *Journal ofEarlylntervention*, *34*(4), 222-242.
Campbell, P. H., Chiarello, L., Wilcox, M. J., & Milbourne, S. (2009). Preparar terapeutas como profissionais efectivos na intervenção precoce. *Infants & Young Children*, *22*(1), 2131.
Chen, D., Klein, M. D., & Minor, L. (2009). Perspectivas interdisciplinares na intervenção precoce: Desenvolvimento profissional em deficiências múltiplas através do ensino à distância. *Infants & YoungChildren*, *22*(2), 146-158.
Christ, T. J. (2007). Controlo experimental e ameaças à validade interna de concepções de linhas de base múltiplas simultâneas e não simultâneas. *Psicologia nas Escolas*, *44*(5), 451459.
Cohn, E. S., Cortes, D. E., Hook, J. M., Yinusa-Nyahkoon, L. S., Solomon, J. L., & Bokhour, B. (2009). A narrative of resistance: presentation of self when parenting children with asthma. *Comunicação e Medicina*, *6*(1), 27-36.
Cohn, E. S., Kramer, J., Schub, J. A., & May-Benson, T. (2014). Modelos explicativos dos pais e esperanças de resultados da terapia ocupacional usando uma abordagem de integração sensorial. *AmericanJournal of Occupational Therapy*, *68*(4), 454-462.
Cohn, E. S., Schell, B. A. B., & Crepaeu, E. B. (2010). A terapia ocupacional como uma prática reflexiva. Em N. Lyons (Ed.), *HandbookofReflection andRejlective Inquiry* (pp. 131-157). New York: Springer.
Coker, T. R., Rodriguez, M. A., & Flores, G. (2010). Family-centered care forUS children with special health care needs: who gets it and why? *Pediatrics*, *125*(6), 1159-1167.
Cunningham, B. J., & Rosenbaum, P. L. (2014). Measure of Processes of Care: a review of 20 years of research. *DevelopmentalMedicine & ChildNeurology*, *56*(5), 445-452.
Davidson, D. A. (2011). Utilização terapêutica do self na formação académica: A mixed-methods study. *Occupational TherapyinMentalHealth*, *27*(1), 87-102.
Dempsey, I., & Keen, D. (2008). A review of processes and outcomes in family-centered services for children with a disability (Uma análise dos processos e resultados dos serviços centrados na família para crianças com deficiência). *Tópicos em Educação Especial na Primeira Infância*, *28*(1), 42-52.
DiRenzo, M. S., Linnehan, F., Shao, P., & Rosenberg, W. L. (2010). Um modelo de mediação moderado de e-mentoring. *Journal ofVocational Behavior*, *76*(2), 292-305.
Dunst, C. J., & Dempsey, I. (2007). Family-professional partnerships and parenting competence, confidence, and enjoyment. *International journal ofDisability, DevelopmentandEducation*, *54*(3), 305-318.
Dunst, C. J., & Trivette, C. M. (2009a). Capacity-building family-systems intervention practices. *journal ofFamily Social Work*, *12*(2), 119-143.
Dunst, C. J., & Trivette, C. M. (2009b). Vamos ser PALS: Uma abordagem baseada em evidências para o desenvolvimento profissional. *Infants & Young Children*, *22*(3), 164-176.
Dunst, C. J., & Trivette, C. M. (2009c). Meta-analytic structural equation modeling of the influences of family-centered care on parent and child psychological health. *International journal ofPediatrics*, *2009*, 1-10.
Dunst, C. J., & Trivette, C. M. (2009d). Using research evidence to inform and evaluate early childhood intervention practices (Utilizar provas de investigação para informar e avaliar práticas de intervenção na primeira infância). *Tópicos em Educação Especial na Primeira Infância*, *29*(1), 40-52.
Dunst, C. J., Trivette, C. M., & Deal, A. G. (2011). Effects of in-service training on early intervention practitioners' use of family-systems intervention practices in the USA. *ProfessionalDevelopmentinEducation*, *37*(2), 181-196.
Dunst, C. J., Trivette, C. M., & Hamby, D. W. (2007). Meta-análise da investigação sobre práticas de prestação de ajuda centrada na família. *Mental Retardation and Developmental Disabilities ResearchReviews*, *13*(4), 370-378.
Eccles, J. S., & Wigfield, A. (2002). Motivational beliefs, values, and goals (Crenças motivacionais, valores e objectivos). *Annual Review ofPsychology*, *53*(1), 109-132.
Elder, G. H. (1998). The life course as developmental theory. *ChildDevelopment*, *69*(1), 112.

Fingerhut, P. E., Piro, J., Sutton, A., Campbell, R., Lewis, C., Lawji, D., & Martinez, N. (2013). Princípios centrados na família implementados em ambientes pediátricos baseados em casa, na clínica e na escola. *American journal of Occupational Therapy*, *67*(2), 228-35. http://doi.org/10.5014/ajot.2013.006957
Fitzgerald, M. (2004). A Dialogue on Occupational Therapy, Culture, and Families. *journal ofOccupational Therapy*, *58*(5), 489-498.
Forry, N., Moodie, S., Simkin, S., & Rothenberg, L. (2011). *Family-provider relationships: A multidisciplinary review of high qualitypractices and associations with family, child, andprovider outcomes*. OPRE Issue Brief.
Forsythe, P. (1997). New practices in the transitional care center improve outcomes for babies and their families. *Journal ofPerinatology: Official Journal of the CaliforniaPerinatalAssociation*, *18*(6 Pt. 2 Suppl.), S13-7.
Foster, L., Dunn, W., & Lawson, L. M. (2013). Treinando mães de crianças com autismo: um estudo qualitativo para a prática da terapia ocupacional. *Fisioterapia e Terapia Ocupacional em Pediatria*, *33*(2), 253-263.
Glickman, S. W., Baggett, K. A., Krubert, C. G., Peterson, E. D., & Schulman, K. A. (2007). Promoting quality: the health-care organization from a management perspective. *International Journalfor Quality in Health Care*, *19*(6), 341-348.
Gooding, J. S., Cooper, L. G., Blaine, A. I., Franck, L. S., Howse, J. L., & Berns, S. D. (2011). Apoio à família e cuidados centrados na família na unidade de cuidados intensivos neonatais: origens, avanços, impacto (Vol. 35, pp. 20-28). Apresentado nos Seminários em Perinatologia, Oxford, Reino Unido: Elsevier.
Graham, F., Rodger, S., & Ziviani, J. (2008). Treinar os pais para permitir a participação das crianças: Uma abordagem para trabalhar com os pais e os seus filhos. *Australian Occupational Therapy journal*, *56*(1), 16-23.
Hanna, K., & Rodger, S. (2002). Towards family-centered practice in paediatric occupational therapy: A review of the literature on parent-therapist collaboration. *AustralianOccupational Therapy journal*, *49*(1), 14-24.
Harkness, S., & Super, C. M. (2006). Temas e variações: Etnoteorias parentais nas culturas ocidentais. Em K. Rubin (Ed.), *Parenting beliefs, behaviors, andparent-child relations: A cross-culturalperspective* (pp. 61-79). Nova Iorque: Psychology Press.
Harkness, S., Super, C. M., Sutherland, M. A., Blom, M. J., Moscardino, U., Mavridis, C. J., & Axia, G. (2007). Culture and the construction ofhabits in daily life: Implications for the successful development of children with disabilities. *Occupational Therapy journal ofResearch*, *27*, 33S-41S.
Heller, R., & McKlindon, D. (1995). Famílias como" professores": pais educando cuidadores sobre cuidados centrados na família. *Pediatric Nursing*, *22*(5), 428-431.
Hemmelgarn, A. L., Glisson, C., & Dukes, D. (2001). Emergency room culture and the emotional support component of family-centered care. *Children's Health Care*, *30*(2), 93-110.
Higgs, J. (2008). *Clinical reasoning in the health professions (Raciocínio clínico nas profissões da saúde)*. Oxford, Reino Unido: Elsevier Health Sciences.
Imperatore Blanche, E. (1996). Alma: lidando com cultura, pobreza e deficiência. *AmericanJournal of Occupational Therapy*, *50*(4), 256-276.
Lei dos Indivíduos com Deficiência, 20 U.S.C., § 1400 (2004).
Jaffe, L., Humphry, R., & Case-Smith, J. (2010). Trabalhando com as famílias. Em J. Case-Smith & J. C. O'Brien (Eds.), *Occupational Therapyfor Children* (6ª ed.). Maryland Heights, MO: Mosby.
Johnson, B., Ford, D., & Abraham, M. (2010). Colaboração com os pacientes e suas famílias. *Journal ofHealthcare RiskManagement*, *29*(4), 15-21.
Johnson, B. H. (2000). Cuidados centrados na família: Quatro décadas de progresso. *Families, Systems, & Health*, *18*(2), 137.
Johnson, S. D., & Aragon, S. R. (2003). Um quadro de estratégias de ensino para ambientes de aprendizagem em linha. *New DirectionsforAdultand ContinuingEducation*, *2003*(100), 31-43.
King, G. (2009a). A framework of personal and environmental learning-based strategies to foster therapist expertise. *Learning in Health and Social Care*, *8*(3), 185-199.
King, G. (2009b). Um modelo relacional orientado para objectivos de prestação de serviços optimizados a crianças e famílias. *Fisioterapia e Terapia Ocupacional em Pediatria*, *29*(4),

384-408.
King, G., Baxter, D., Rosenbaum, P., Zwaigenbaum, L., & Bates, A. (2009). Sistemas de crenças de famílias de crianças com perturbações do espetro do autismo ou síndrome de Down. *Focus onAutism and OtherDevelopmental Disabilities*, *24*(1), 50-64.
King, G., & Chiarello, L. (2014). Cuidados centrados na família para crianças com paralisia cerebral: Considerações conceptuais e práticas para o avanço dos cuidados e da prática. *Journal ofChildNeurology*, *29*(8), 1046-1054. http://doi.org/10.1177/0883073814533009
King, G., Specht, J., Bartlett, D., Servais, M., Petersen, P., Brown, H., ... Stewart, S. (2010). Um estudo qualitativo dos factores do local de trabalho que influenciam a especialização na prestação de serviços de educação e saúde mental das crianças. *Journal ofResearch in InterprofessionalPracticeandEducation*, *1*(3), 265-283.
King, G., Tam, C., Fay, L., Pilkington, M., Servais, M., & Petrosian, H. (2011). Avaliação de um programa de mentoria em terapia ocupacional: efeitos nas competências dos terapeutas e no comportamento centrado na família. *Physical and Occupational Therapy in Pediatrics*, *31* (3), 245-62. http://doi.org/10.3109/01942638.2010.523451
King, G., Tam, C., Fay, L., Pilkington, M., Servais, M., & Petrosian, H. (2011). Avaliação de um programa de mentoria em terapia ocupacional: efeitos nas habilidades dos terapeutas e no comportamento centrado na família. *Physical & Occupational Therapy in Pediatrics*, *31* (3), 245-262. http://doi.org/10.3109/01942638.2010.523451
King, S., Rosenbaum, P., & King, G. (1995). *The Measure ofProcesses of Care: A means to assessfamily-centred behaviours of health careproviders*. Hamilton, ON: McMaster University, Neurodevelopmental Clinical Research Unit.
King, S., Teplicky, R., King, G., Rosenbaum, P. (2004). Serviço centrado na família para crianças com paralisia cerebral e suas famílias: uma revisão da literatura. *Seminários em Neurologia Pediátrica*, *11*(1), 78-86.
Knowles, M. S., Holton III, E. F., & Swanson, R. A. (2011). *The adult learner* (7ª ed.). Oxford, Reino Unido: Elsevier.
Kolehmainen, N., & Francis, J. J. (2012). Especificação de conteúdos e mecanismos de mudança em intervenções para alterar a prática dos profissionais: uma ilustração do estudo Good Goals em terapia ocupacional. *Implementation Science*, *7*(1), 100-110.
Kruger, R. K., & Casey, M. A. (2010). Focus Group Interviewing. Em J. S. Wholey, H. P. Hatry, & K. E. Newcomer (Eds.), *Handbookofpractical program evaluation* (Vol. 19, pp. 378-403). São Francisco, CA: John Wiley & Sons.
Kuhlthau, K. A., Bloom, S., Van Cleave, J., Knapp, A. A., Romm, D., Klatka, K., ... Perrin, J. M. (2011). Evidências de cuidados centrados na família para crianças com necessidades especiais de cuidados de saúde: uma revisão sistemática. *Pediatria Académica*, *11*(2), 136-143.
Kuo, D. Z., Houtrow, A. J., Arango, P., Kuhlthau, K. A., Simmons, J. M., & Neff, J. M. (2012). Cuidados centrados na família: Aplicações actuais e direcções futuras nos cuidados de saúde pediátricos. *Maternal and ChildHealth Journal*, *16*(2), 297-305.
Kuo, D. Z., Mac Bird, T., & Tilford, J. M. (2011). Associações de cuidados centrados na família com resultados de cuidados de saúde para crianças com *necessidades* especiais de cuidados de saúde. *Maternal and ChildHealthJournal*, *15*(6), 794-805.
Lawlor, M. C., & Mattingly, C. F. (1998). The complexities embedded in family-centered care. *American Journal of Occupational Therapy*, *52*(4), 259-267.
Lawlor, M. C., & Mattingly, C. F. (2013). Perspectivas da família sobre ocupação, saúde e deficiência. Em G. Gillen, M. Scaffa, & E. S. Cohn (Eds.), *WillardandSpackman's occupational therapy* (12ª ed., pp. 150-162). Baltimore, MD: Wolters Kluwer Health.
Law, M., Hanna, S., King, G., Hurley, P., King, S., Kertoy, M., & Rosenbaum, P. (2003). Factores que afectam a prestação de serviços centrados na família para crianças com deficiência. *Child: Care, HealthandDevelopment*, *29*(5), 357-366.
Law, M., Rosenbaum, P., King, G., King, G., Butke-Gaffney, J., Moning-Szkut, T., & Kertoy, M. (2003). *FSC sheets*. Ontário, Canadá: CanChild Centre for Childhood Disability Research, McMaster University. Recuperado de http://www.canchild.ca/en/childrenfamilies/fcs_sheet.asp
Law, M., Teplicky, R., King, S., King, G., Kertoy, M., Moning, T., ... Burke-Gaffney, J. (2005).Serviço centrado na família: passar das ideias à prática. *Child: Cuidados, Saúde e Desenvolvimento*, *31*(6), 633-642.

Law, M., Teplicky, R., King, S., King, G., Kertoy, M., Moning, T., ... Burke-Gaffney, J. (2005). Serviço centrado na família: passar das ideias à prática. *Child: Care, Health and Development, 31*(6), 633-642. http://doi.org/10.1111/j.l365-2214.2005.00568.x

Levinson, W., Roter, D. L., Mullooly, J. P., Dull, V. T., & Frankel, R. M. (1997). Physician-patient communication: the relationship with malpractice claims among primary care physicians and surgeons. *JAMA: The Journal of the American MedicalAssociation. 277*(7), 553-559.

Lindsay, S., King, G., Klassen, A. F., Esses, V., & Stachel, M. (2012). Trabalhar com famílias de imigrantes que criam uma criança com deficiência: desafios e recomendações para os prestadores de cuidados de saúde e serviços comunitários. *Deficiência e Reabilitação, 34*(23), 2007-2017.

Litchfield, R., & MacDougall, C. (2002). Questões profissionais para fisioterapeutas em ambientes centrados na família e baseados na comunidade. *AustralianJournal ofPhysiotherapy, 48*(2), 105-112.

Locke, E. A., & Latham, G. P. (2002). Building a practically useful theory of goal setting and task motivation: A 35-year odyssey. *American Psychologist, 57*(9), 705-718.

Luxford, K., Safran, D. G., & Delbanco, T. (2011). Promovendo cuidados centrados no paciente: um estudo qualitativo de facilitadores e barreiras em organizações de saúde com reputação de melhorar a experiência do paciente. *International Journalfor Quality in Health Care, 23*(5), 510-515. http://doi.org/10.1093/intqhc/mzr024

MacKean, G. L., Thurston, W. E., & Scott, C. M. (2005). Bridging the divide between families and health professionals' perspectives on family-centred care. *Health Expectations, 8*(1), 74-85.

MacPherson-Court, L., McDonald, L., Drummond, J., Kysela, G. M., & Watson, S. (2005). Questões no desenvolvimento de um curso na Internet para a prática centrada na família na intervenção precoce. *DevelopmentalDisabilitiesBulletin, 33*(1/2), 154-175.

Madsen, W. C. (2014). Aplicações de mapas de ajuda colaborativa: Apoio ao Desenvolvimento Profissional, Supervisão e Equipas de Trabalho na Prática Centrada na Família. *FamilyProcess. 53*(1), 3-21.

Mann, K., Gordon, J., & MacLeod, A. (2009). Reflexão e prática reflexiva no ensino das profissões da saúde: uma revisão sistemática. *Advances in Health Sciences Education: TheoryandPractice, 14*(4), 595-621. http://doi.org/10.1007/s10459-007-9090-2

McBroom, L. A., & Enriquez, M. (2009). Revisão de intervenções centradas na família para melhorar os resultados de saúde de crianças com diabetes tipo 1. *The Diabetes Educator, 35*(3), 428-438.

Myall, M., Levett-Jones, T., & Lathlean, J. (2008). Mentorship in contemporary practice: the experiences of nursing students and practice mentors. *Journal of Clinical Nursing, 17*(14), 1834-1842. http://doi.org/10.1111/j.1365-2702.2007.02233.x

Newacheck, P. W., & Kim, S. E. (2005). A national profile ofhealth care utilization and expenditures for children with special health care needs. *Archives ofPediatrics & AdolescentMedicine, 159* (1), 10-17.

Nolan, K. W., Orlando, M., & Liptak, G. S. (2007). Serviços de coordenação de cuidados para crianças com necessidades especiais de cuidados de saúde: Já estamos centrados na família? *Families, Systems, & Health, 25*(3), 293-306.

0ien, I., Fallang, B., & Ostensjo, S. (2010). Definição de objectivos na reabilitação pediátrica: percepções dos pais e dos profissionais. *Child: Care, Health andDevelopment, 36*(4), 558-565.

Patient Protection and Affordable Care Act, 42 U.S.C. § 18001 (2010).

Piotrowski, C. C., Talavera, G. A., & Mayer, J. A. (2009). Healthy Steps: uma revisão sistemática de um modelo de cuidados pediátricos baseado na prática preventiva. *Journal of Developmental & Behavioral Pediatrics, 30*(1), 91-103.

Ragins, B. R., & Cotton, J. L. (1999). Mentor functions and outcomes: a comparison of men and women in formal and informal mentoring relationships. *Journal ofApplied Psychology, 84*(4), 529.

Raspa, M., Bailey, J., Donald B, Olmsted, M. G., Nelson, R., Robinson, N., Simpson, M. E., ... Houts, R. (2010). Medição dos resultados familiares na intervenção precoce: Resultados de uma avaliação em grande escala. *Exceptional Children, 76*(4), 496-510.

Rees, P. G., & Hays, B. J. (1996). Fostering expertise in occupational health nursing: levels of skill development. *AAOHNJournal: Official Journal of the American Association of Occupational Health Nurses, 44*(2), 67-72.

Rosenbaum, P., King, S., Law, M., King, G., & Evans, J. (1998). Serviço centrado na família: A concetual framework and research review. *Physical & Occupational Therapy in Pediatrics, 18* (1), 1-20.
Schell, B. A. (2013). Raciocínio profissional na prática. Em B. A. Schell, G. Gillen, M. Scaffa, & E. S. Cohn (Eds.), *Willard e Spackman 's terapia ocupacional* (12ª ed.). Baltimore, MD: Lippincott Williams & Wilkins.
Schichtel, M. (2009). Uma descrição concetual de potenciais cenários de e-mentoring na formação de especialistas em Medicina Geral e Familiar. *EducationforPrimary Care, 20*(5), 360-364.
Schön, D. A. (1983). *The Reflective Practitioner: How Professionals Think in Action*. NY: Basic Books.
Schön, D. A. (1987). *Educating the reflective practitioner*. São Francisco: Jossey-Bass.
Sewell, T. (2012). Estamos a preparar adequadamente os professores para estabelecerem parcerias com as famílias? *Early ChildhoodEducationJournal, 40*(5), 259-263. http://doi.org/10.1007/s10643-011- 0503-8
Shortell, S. M., Jones, R. H., Rademaker, A. W., Gillies, R. R., Dranove, D. S., Hughes, E. F.,... Huang, C. F. (2000). Avaliando o impacto da gestão da qualidade total e da cultura organizacional em múltiplos resultados de cuidados para *pacientes de* cirurgia de revascularização do miocárdio. *Medical Care, 38*(2), 207-217.
Solberg, B. (1996). A coordenação dos cuidados pré-natais do Wisconsin prova o seu valor. Case management becomes Medicaid benefit. *Inside Preventive Care, 2*, 1-5.
Trivette, C. M., Dunst, C. J., Hamby, D. W., & O'Herin, C. E. (2009). Caraterísticas e consequências dos métodos e estratégias de aprendizagem de adultos. *Practical Evaluation Reports, 2*(1), 1-32.
U.S. Department ofHealth and Human Services, Health Resources and service administration. (n.d.). The affordable care act and health centered. Recuperado de http://bphc.hrsa.gov/about/healthcenterfactsheet.pdf
U.S. Department ofHealth and Human Services, Health Resources and Services Administration, Maternal and Child Health Bureau. (2007). *The National Survey of Children with Special Health Care Needs Chartbook 2005 2006.* Rockville, Maryland: U.S. Department ofHealth and Human Services (Departamento de Saúde e Serviços Humanos dos EUA).
Vander Stoep, A., Williams, M., Jones, R., Green, L., & Trupin, E. (1999). As famílias como parceiros de investigação de pleno direito: O que é que ganhamos com isso? *Journal ofBehavioralHealth Services & Research, 26*(3), 329-344.
Whitehead, A., Jesien, G., & Ulanski, B. (1998). Tendências na formação profissional. Weaving parents into the fabric of early intervention interdisciplinary training: hot to integrate and support family involvement in training. *Infants & Young Children, 10*(3), 44-53.
Widrick, G., Whaley, C., DiVenere, N., Vecchione, E., Swartz, D., & Stiffler, D. (1991). O projeto de educação médica: um exemplo de colaboração entre pais e profissionais. *Children's Health Care, 20*(2), 93-100.
Woodside, J., Rosenbaum, P., King, S., & King, G. (1998). Medida dos processos de cuidados para prestadores de serviços (MPOC-SP). *CanChild Centrefor ChildhoodDisability Research, Universidade McMaster.*
Woods, J. J., Wilcox, M. J., Friedman, M., & Murch, T. (2011). Consulta colaborativa em ambientes naturais: Estratégias para melhorar os apoios e serviços centrados na família. *Language, Speech, andHearingServices in Schools, 42*(3), 379-392.
Wright, A., Hiebert-Murphy, D., & Trute, B. (2010). Perspectivas dos profissionais sobre os factores organizacionais que apoiam ou dificultam a implementação bem sucedida da prática centrada na família. *Journal ofFamily Social Work, 13*(2), 114-130.

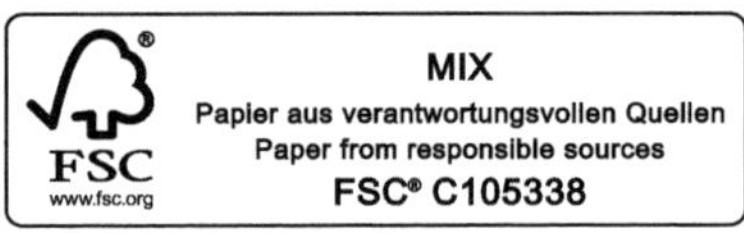

Printed by Books on Demand GmbH, Norderstedt / Germany